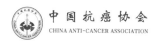

中国抗癌协会
CHINA ANTI-CANCER ASSOCIATION

心理疗法

中国肿瘤整合诊治技术指南（CACA）

CACA TECHNICAL GUIDELINES FOR HOLISTIC INTEGRATIVE MANAGEMENT OF CANCER

2023

丛书主编：樊代明

主　编：唐丽丽　吴世凯　李小梅

U0244953

天津出版传媒集团

天津科学技术出版社

图书在版编目(CIP)数据

心理疗法 / 唐丽丽, 吴世凯, 李小梅主编. -- 天津:
天津科学技术出版社, 2023.2
("中国肿瘤整合诊治技术指南(CACA)"丛书 /
樊代明主编)
ISBN 978-7-5742-0800-1

Ⅰ.①心… Ⅱ.①唐… ②吴… ③李… Ⅲ.①肿瘤—
精神疗法 Ⅳ.①R730.59

中国国家版本馆CIP数据核字(2023)第018953号

心理疗法
XINLI LIAOFA
策划编辑：方　艳
责任编辑：张建锋
责任印制：兰　毅

出　　版：天津出版传媒集团
　　　　　天津科学技术出版社
地　　址：天津市西康路35号
邮　　编：300051
电　　话：(022)23332390
网　　址：www.tjkjcbs.com.cn
发　　行：新华书店经销
印　　刷：天津中图印刷科技有限公司

开本787×1092　1/32　印张4.75　字数70 000
2023年2月第1版第1次印刷
定价：43.00元

编委会

丛书主编

樊代明

主　编

唐丽丽　　吴世凯　　李小梅

副主编（以姓氏拼音为序）

曹　洋　　陈小兵　　程怀东　　迟　婷　　何　毅　　胡建莉
姜秋颖　　姜　愚　　李梓萌　　刘爱国　　刘　芳　　刘晓红
陆永奎　　陆宇晗　　吕晓君　　宁晓红　　强万敏　　邱文生
宋洪江　　宋丽华　　孙　红　　王丽萍　　王丕琳　　王　霞
周晓艺

编　委（以姓氏拼音为序）

巴彩霞　　蔡铭泉　　曹伟华　　陈慧平　　陈丽君　　陈旭芳
成文武　　程文红　　程晓萍　　褚德勤　　褚　倩　　丁金霞
董　倩　　房文铮　　冯莉霞　　冯　威　　傅松年　　耿秀苹
桂　冰　　郭巧红　　郭　琼　　韩兴平　　何　朗　　何双智
洪　雷　　侯晓茹　　黄国平　　黄海力　　黄　敏　　黄敏娜
黄　瑞　　黄燕华　　贾存东　　焦妙蕊　　李冬云　　李金江
李俊英　　李　里　　李　森　　李庆霞　　李晓虹　　李秀丽
李秀玲　　李　岩　　李　艳　　林　峰　　林汉英　　林小燕
刘　峰　　刘海燕　　刘惠军　　刘均娥　　陆　颖　　罗素霞

马克　毛琦　闵大　庞英　朴瑛　任年军
沈赞　胜利　师建国　石瑞君　宋丽莉　苏乌云
苏娅丽　苏中格　孙旦江　孙恒文　汤丽娜　田素梅
汪波　汪成　汪艳　王冰梅　王春雪　王东霞
王静　王昆　王美鑑　王楠娅　王鹏远　王琼
王伟　王晓红　王燕　王一方　王玉　王玉梅
韦薇　吴建胜　吴瑾　吴敏慧　吴小进　谢娟
谢淑萍　熊静　许崇安　杨朝霞　杨方英　杨辉
杨梅　杨盛力　姚俊涛　叶增杰　乙苏北　游雪梅
于晶琳　张翠英　张宏艳　张捷　张静　张乐蒙
张曦　张叶宁　张玉芳　赵风岭　赵勤　赵顺利
肇毅　周城城　周建松　周亚娟　朱蕾　朱利明
庄莉　邹慧超　邹然

执笔人（以姓氏拼音为序）

郭巧红　何毅　李梓萌　庞英　唐丽丽　宋丽莉
汪艳　张叶宁

秘书（以姓氏拼音为序）

黄瑞　汪艳　于晶琳　张叶宁

目录 Contents

第一章

痛苦筛查及应答

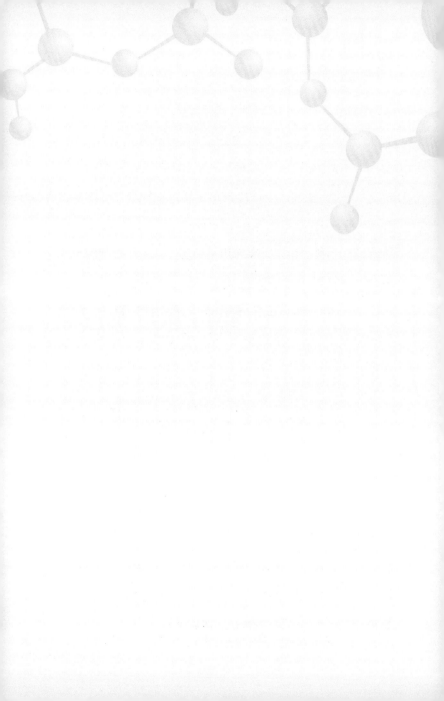

一、历史沿革

20世纪70年代，随着心理社会肿瘤学学科的建立，对患者心理社会问题的关注逐渐增强。然而，将其纳入肿瘤临床还面临一系列困境，尤其是患者及家属对心理社会问题有"病耻感"。1999年美国国立综合癌症网络（national comprehensive cancer network，NCCN）建立痛苦管理多学科小组，首次使用"痛苦"一词代替肿瘤患者存在的所有心理、精神问题及社会、实际问题等，并在第1版NCCN《痛苦管理指南》中指出"痛苦"的定义：痛苦是由多种因素影响下的不愉快情绪体验，包括心理（认知、行为、情绪），社会和/或灵性层面的不适，可影响患者有效应对癌症、躯体症状、临床治疗。

从定义可以看出，痛苦是包含患者所有心理社会问题的综合概念，其症状表现可归纳为一个连续谱系。轻者可表现为正常的悲伤、恐惧；重者可表现为精神障碍，如焦虑、抑郁、惊恐发作、社会孤立感，以及生存和灵性的危机。肿瘤患者的痛苦是一个较为广泛的概念，包含了躯体痛苦、心理痛苦、社会痛苦和灵性痛苦四个维度。如因肿瘤本身所致或由于抗肿瘤治疗所致的躯体症状（疼痛、恶心呕吐、食欲下降、便秘、腹泻、疲乏等）引起的痛苦属于躯体维度的痛苦；患者出现的焦虑、抑郁、适应障碍、恐惧疾病复发或进展等精神、心理层面的表现属于心理维度的痛苦；在患癌后出现的实际生活方面的困难如经济压力、社交退缩、职业归回困难等属于社会层面的痛苦；有些患者可能出现对生存的质疑，认为生活失去意义，质疑长久以来维系自己生存的价值观和生死观，属于灵性的痛苦，在疾病晚期和生命末期较为凸显。痛苦与焦虑、抑郁相比概念更为广泛，焦虑、抑郁是痛苦发展到一定严重程度的表现，未达到焦虑、抑郁程度的心理社会问题按精神疾病分类标准可归为适应障碍。无论是轻度表现的适应障碍，还是严重的焦虑、抑郁障碍都是根据精神科分类标准界定，痛苦的概念是在所有精神心理概念基础上"去耻感化"的定义。NCCN在《痛苦管理指南》中指出，选择"痛苦"一词的优势在于：①比"精神的""心理社会的""情感的"等词汇更易接受且无病耻感；②患者听后感觉比较"正常"；③可被定义并经自评量表评估。

随着医学发展及医学模式的转变，为患者提供高质量的综合服务已成为肿瘤临床工作的最主要目标。2007年美国医学研究所强调"高质量照顾"要最大程度达到患者期望的健康结局，必须以患者为中心，即治疗应尊重患者的选择、需求、价值观，确保由患者的价值观来主导医疗决策。建议标准治疗应将心理社会支持纳入目前的医学常规照顾模式中，包括：识别患者的心理社会需求；将患者和家属转诊至所需的服务部门；在患者管理疾病过程中提供支持；整合心理社会支持和生物医学治疗；对所有治疗进行随诊，评估治疗的效果。2006年美国临床肿瘤学会（ASCO）将评估患者情绪健康纳入了肿瘤学实践质量评估标准中。美国食品药品管理局（FDA）对于医药行业的规范和指南自2016年起要求在药品开发过程中必须将患者报告的结局（PRO）纳入评估系统并指出，治疗获益应包括治疗方法对患者生存、感受或功能的改善，既要体现疗效的优势，也要体现安全性的优势。2021年我国国家药品监督管理局药品审评中心也发布了《患者报告结局在药物临床研发中应用的指导原则（试行）》，强调临床报告结局能够反映患者的感受，是以患者为中心药物研发的重要组成部分。对其进行评估是指对直接源于患者本身健康状况任何方面的评估，包含健康相关生活质量的各个维度。在加拿大，痛苦已成为继疼痛成为第五大生命体征后的第六大生命体征，常规痛苦筛查也已纳入安大略省肿瘤质量管理标准。

二、证据和挑战

常规痛苦筛查是一种最快捷的初级评估模式，可为医疗人员提供最直接、最简洁的患者报告结局的数据和信息，有助于临床工作人员及时发现癌症患者由于疾病诊治引起的躯体和情感负担。目前肿瘤临床对痛苦的识别率很低，成为全人照顾模式的实施挑战，也是患者痛苦得不到及时处理的直接原因。很多国家倡导对肿瘤患者进行常规的痛苦筛查并制定了痛苦管理的临床实践指南，均指出应该对所有肿瘤患者进行常规痛苦筛查。加拿大将痛苦列为第六生命体征，建议痛苦筛查应涉及影响痛苦的广泛内容，如躯体、情绪、社会因素等。通过症状清单等筛查工具进行筛查，有助于对存在问题的患者进行更深入的专科评估和干预。Zebrack 等于 2015 年报告了痛苦筛查实施的依从性、临床应答以及可接受性，结果显示应用痛苦温度计（distress thermometer，DT）患者的依从性为 47%～73%，筛查可以提高心理社会支持和转诊的比例，肿瘤医生对痛苦筛查的评价也比较积极。Rosenzweig 等指出，美国不同种族的乳腺癌患者生存差异源于症状和痛苦所引发的患者对肿瘤治疗依从性变化，建议对症状、痛苦等生活质量相关的因素进行常规纵向评估，继后开展了进一步队列研究的开展。

近几年，肿瘤临床及研究中对 PRO 的关注为痛苦筛查纳入实践提供了更多证据。Kotronoulas 等系统回顾对纳入 2012 年前发表的 26 项关于 PRO 工具应用的研究汇总提示显著效果有限，PRO 干预存在轻-中等强度的效果，建议更多研究探讨 PRO 项目的获益以及患者依从性、医生负担及费用支出等问题。Lagendijk 等指出 PRO 的应用可更好地为乳腺癌术式的决策提供信息。Gnana-sakthy 等研究 FDA 审批药物中纳入 PRO 数据后的影响，结果显示 PRO 数据的提供对抗瘤药物的审批有积极作用。电子化 PRO 项目及相关研究也逐年增加，操作便捷性提高了 PRO 筛查纳入临床实践的可能性，但需进一步探索评估的灵活性、如何与临床结合、如何收集高质量数据及积极应答。Basch 等 2016 年的一项 RCT 研究显示，通过 PRO 的方式对患者的症状进行管理后与常规治疗组相比，患者生活质量下降的程度减缓，急诊及再入院的次数减少，对化疗的依从性增加，生活质量调整后的生存期延长。随访 7 年后显示，总生存期干预组较对照组延长 5.2 个月。临床获益同样也在接受化疗的患者群体中得到证实，Absolom 等 2021 年的一项Ⅲ期临床试验结果显示，化疗中接受电子化症状监测的乳腺癌、结直肠癌和妇科恶性肿瘤患者与对照组（常规照护）相比在第 6 周和第 12 周症状显著改善，第 18 周自我效能改善。2022 年国内一项多中心随机对照研究显示，肺癌术后接受 PRO 管理的患者与对照组（常规照护）相比在出院时及出院后 4 周，症状负担及并发症显著下降。推荐在肿瘤临床中进行常规痛苦筛查有助降低痛苦水平，评估工具选择可根据临床需求而多样化，有严格测量学检验的 PRO 量表可供选择；对一线临床医生及相关人员进行痛苦筛查培训，有助有效实施痛苦筛查。给予系统的筛查、评估以及后续的合理应答是保证痛苦筛查成功的关键。

尽管有较多的获益证据，目前痛苦筛查仍无标准方法建立。Patt 等在社区进行电子化患者报告结局（ePRO）评估实施情况调查数据显示，社区肿瘤患者对 ePRO 初始利用率较高，但随时间推移，在实施者参与度下降情况下，患者对 ePRO 主动使用的比例有所下降，提示可持续化的筛查需有工作人员维护系统并通过与患者间的互动增加筛查的积极性。Deshields等对ASCO实施痛苦管理面临的挑战也给出了应对建议，提出应按照实施研究综合框架（the consolidated framework for implementation research，CFIR）体系对痛苦管理实施的阻碍和有利因素进行归纳整理，从而为适应所服务人群的痛苦筛查实施建立最适宜的流程，其中包括：①个体特征（患者的个体特征，重点关注痛苦筛查实施困难及接受干预困难的群体）；②干预（痛苦管理独特的干预，心理社会干预的挑战及解决方案）；③痛苦筛查具体流程（筛查的方式、时间点、转诊、与患者报告结局和生活质量评估的融合）；④痛苦筛查的内部设置（门诊、医院或医疗系统的因素）；⑤痛苦筛查的外部设置（保险政策和卫生保健政策等）。痛苦管理措施成功实施依赖于上述几方面问题的综合梳理和完善，涉及多方面人员的参与。

三、实施流程

NCCN确定痛苦筛查建议以来，有很多国家逐步在临床工作中尝试纳入此项工作，已总结了很多成功或失败的经验。Carlson等指出，要想改善临床结局，必须在痛苦筛查之后给予合理的心理社会干预，简单筛查并不能为患者及临床工作带来明显获益，反而会引起患者对填写报告的反感情绪。目前更多学者倾向于纳入综合的筛查项目：应用合理的筛查工具及系统的筛查管理、识别筛查结果、实施进一步评估、及时转诊接受合理的干预。痛苦筛查若想在临床获益，必须针对筛查的问题给予合理、高质量的回应。参与照护癌症患者的整个团队应接受痛苦筛查及提供支持的培训。多学科整合（multidiscipline to holistic integrative management，MDT to HIM）团队的建立非常重要，包括肿瘤临床医生、护士、心理医生、精神科医生，社会工作者、家属及其他患者权益的倡导者，从而针对患者筛查出的不同问题给予不同的支持。

（一）筛查工具

肿瘤临床医生及护理人员识别患者痛苦的能力参差不齐，尤其对精神症状的识别更受专业培训的局限，肿瘤患者对他们的信任程度又为其他专业人员无法代替，也决定了肿瘤临床医护人员在痛苦筛查 MDT to HIM 队伍中的重要作用。指导肿瘤临床医护人员合理使用筛查工具，而不是给予精神科诊断培训，是提高痛苦识别率最直接有效的方式，此方式对我国忙碌的临床现况有更大现实意义。目前，用于肿瘤临床痛苦筛查的工具很多，大致分为：总体痛苦量表、肿瘤相关症状量表、精神症状量表、生活质量及躯体功能量表、患者需求及社会实际问题量表等。从量表的设计角度可分为：单一条目量表、多条目量表、访谈等。各类量表优劣共存。单一极简量表适用于初步粗略筛查，省时省力，容易操作，但内容简单，对进一步心理社会支持指导意义减弱；复杂多维度量表涵盖内容丰富，对转诊及心理社会支持指导意义较大，但不便于大规模地临床初步筛查，对操作人员以及患者填表负担较重，患者对条目内容理解存在一定困难，需进行复杂的解释。心理痛苦温度计是NCCN痛苦管理指南中推荐首选的评估工具，多年来已在全球广泛应用，国内应用也越来越多。表1对文献中使用并有中文版问卷的相关量表进行了汇总及优劣分析。

痛苦筛查工具应能综合识别引起痛苦的各种问题和担忧，应该有效、稳定，对临床工作人员要简便易行，可通过临界值判断患者是否存在痛苦。能同时评估患者是否存在躯体症状、情绪负担、社会问题等，且能评估患者上述症状的严重程度，能动员其他专业人员有效地对患者的痛苦状况做出应答，包括将痛苦且有心理社会支持需求的患者转诊给专业的心理治疗师、精神科医生、社工等。

（二）筛查流程

用于肿瘤患者痛苦筛查的工具大多数为自评量表，可由患者自行填写，但如果仅仅把痛苦筛查工作简化为患者填表过程则临床获益明显受限。所以，筛查流程要系统、科学。①首先需对筛查流程中的所有人员（筛查协调员、临床医生、护士、心理医生、精神科医生、社工等）进行相关培训，设定专门负责筛查的协调员具体实施填写问卷过程，指导肿瘤科医生及护士如何解读筛查结果，设定具体转诊流程，对心理医生、精神科医师及社工进行肿瘤患者心理社会支持的相关培训。②建立分步筛查流程。筛查量表存在简易版本和综合版本，各种量表优劣共存，要使不同量表的优势体现又规避劣势，建议对肿瘤患者的痛苦进行分步筛查。首先通过极简短量表在繁忙的临床工作中进行初筛，对存在一定问题的患者进行进一步综合评估，如通过DT进行初步筛查，对DT≥4分且根据PL选择痛苦为焦虑/抑郁引起的患者，接下来使用GAD-7或PHQ-9对患者的焦虑或抑郁进行进一步评估。③实施形式。目前最常见的筛查形式是由筛查协调员协助患者自行填写纸质版问卷。但综合的筛查量表纸质版筛查耗时耗力，对临床普及造成一定困难；电子化设备的应用恰好解决了上述困难，患者容易填写，节约时间，且方便数据管理，但受患者电子设备操作技术的限制，如老年人等需要协调员协助操作。ePRO已成为当前应用以及研究的热点，有助于医生与患者的沟通聚焦在患者所关注的症状上，并引导医生做出更加迅速的临床判断。目前已有较多成功的实施ePRO进行痛苦筛查的案例，包括：美国 Johns Hopkins大学的 Sideney Kimmel 综合癌症中心实施的 PatientView-point 系统、Duke 综合癌症中心的 patient care monitor（PCM）系统、英国多家癌症中心实施的 advanced symp-tom management system（ASyMS）系统、美国 Memorial Sloan-Kettering 癌症中心使用的 Symptom Tracing and Re-porting（STAR）系统，以及加拿大 Princess Margaret 癌症中心的 distress assessment and response Tool（DART）。上述系统均是将评估问卷整合入软件系统，通过 iPad、手机、网页版、云端等方式对患者进行筛查，易于操作且医患双方可同时快速得到筛查结果、分析建议等。此外，也有在影响力较大的学术组织平台下建立的评估系统。美国癌症研究所（national cancer institute，NCI）的症状管理项目资助搭建了电子化症状管理系统（electronic symptom management system，eSyM），旨在帮助患者、临床医生和其他工作人员协同工作，以提高患者化疗和手术后的生活质量。美国癌症研究所美国国立卫生研究院（National Institutes of Health，NIH）制定了患者报告结局测量信息系统（thepatient-reported outcomes measurement information system，PROMIS），旨在改进临床研究中选择和评估PRO的方式，以促使PRO达到精准化；同时也为PRO的选择提供了一个公共可用的资源库，其中也包括癌症相关痛苦的多个领域评估体系。该系统已被翻译成中文在国内癌症患者中应用。

（三）临床应答（转诊）

对筛查后及时转诊接受心理社会支持是筛查成功的关键步骤，通过筛查结果对患者的痛苦进行有依据的分流，减少患者在就诊和医疗过程中盲目寻求帮助。Lee等研究显示接受筛查者中有30.5%的患者有接受心理社会肿瘤学服务的转诊意愿。单纯依靠肿瘤科医生对必要的患者进行主动转诊受到很多主观因素的影响，如Kim

表 1 综合痛苦筛查工具列表及对比

领域	量表名称	条目及时效	得分范围及临界值	总体评价
痛苦	痛苦温度计(distress thermometer,DT)	单一条目/过去一周	0~10分;4分为分界别肿瘤建议5分)	优点是条目最少,操作简单,容易实施;但筛查笼统,不易明确痛苦中具体的症状
	M. D. Anderson 症状量表 (M. D. andersonsymptom inventory,MDASI)	13 个 条 目/当前状态	每个条目以 0~10 单独计分;临界值 5 分以上中度,7 分以上为重度	分别对肿瘤患者常见症状进行评估,包括精神症状及对日常活动影响程度,临床医生易于理解
肿瘤相关症状	埃德蒙顿症状评估系 统 (edmonton symptom assessment system,ESAS)	10 个 条 目/当前状态	每个条目以 0~10 单独计分;临界值 4 分以上为中度,7 分以上为重度	评估肿瘤临床常见症状,包括躯体及心理相关症状,包含 1 个开放条目
	Memorial 症状评估量 表 (memorial symptom assessment scale, MSAS)	32 个 条 目/过去一周	24 条症状的频率(1~4 级评分);8条评估症状严重程度和引起痛苦的程度(0~4级评分);无临界值,分值越高越严重	条目较多,评估复杂,对筛查人员须进行深入培训,在国内临床应用较少;无分界值

续表

领域	量表名称	条目及时效	得分范围及临界界值	总体评价
肿瘤相关症状	症状痛苦量表（symptom distress scale，SDS）	13个条目/11个症状（恶心、食欲不振、失眠、疼痛、疲乏、肠型、注意力、形象、外貌），恶心和咳嗽，恶心和疼痛两个症状包括出现频率和严重程度2个条目	13个条目1~5分；无临界值，得分越高、越严重	缺少焦虑、抑郁等常见精神症状；无临界界值参考
精神症状量表	广泛性焦虑障碍问卷（general anxiety disorder-7，GAD-7）	7个条目/过去2周，每个条目0~3分	0~4分正常；5~9分轻度；10~14分中度；15~21分重度	据DSM-IV广泛性焦虑障碍条目拟定，对评估焦虑障碍有针对性；但工作人员需接受培训，适合初筛后的进一步评估

领域	量表名称	条目及时效	得分范围及临界值	总体评价
精神症状量表	9条目患者健康问卷(patients health questionnaire, PHQ-9)	9个条目过去2周,每个条目0~3分	0~4分正常;5~9分轻度;10~14分中度;15~19分中重度;20~27分重度	据DSM-IV的抑郁障碍诊断条目拟定,工作人员需经培训,适合初筛后的进一步评估;自条目对患者评估有优势
	医院焦虑抑郁量表(hospital anxiety and depression scale, HADS)	14个条目过去1周,每个条目0~3分	7个条目评估焦虑0~3分,共计21分,8分为临界值;7个条目评估抑郁0~3分,共计21分,8分为临界值	综合医院较常用;有临界值供参考
	焦虑自评量表(self anxiety scale, SAS)	20个条目最近1周,每个条目1~4分(现在或过去1周)	临界值为50分;50~60分为轻度;61~70分为中重度;71分以上为重度	条目较多,不适于初筛,某些条目对患者不易理解
	抑郁自评量表(self depression scale, SDS)	20个条目最近1周,每个条目1~4分(现在或过去1周)	临界值53分;53~62分为轻度;63~72分为中度;72分以上为重度	条目较多,不适于初筛,某些条目对于患者不易理解

续表

领域	量表名称	条目及时效	得分范围及临界值	总体评价
生活质量	世界卫生组织生活质量测定量表（WHOQOL-100）	100个条目评估当前状况，总体健康有4条目，生活质量包括6个领域（躯体、心理、自主性、社会关系、环境、灵性）共计96个条目，每个条目1~5计分	无临界值	内容涵盖广泛，条目大多不易操作，筛查人员需接受严格培训，填表过程中需详细解释；WHOQOL-BREF版有26个条目，可用于筛查，但对大规模日常筛查仍有一定困难
	欧洲癌症研究和治疗组生活质量核心问卷（eORTCquality of life questionnare-core30, QLQ-C30）	30个条目躯体功能为当前状态，1条为过去1周；1个整体健康和生活质量量表（1~7分）、5个功能量表、3个症状量表和6个单项测量项目（1~4分）	无临界值，分数越高，症状越严重	详细评估患者全面生活质量；但条目众多，工作人员及填表负担较重，无临界值参考

领域	量表名称	条目及时效	得分范围及临界值	总体评价
	Karnofsky 功能状态评分（karnofsky performance status，KPS）	11 个条目／当前；0（死亡）~100（正常）	60 分以下说明身体健康状况较差	操作简单，容易理解；总体评价躯体功能状态，不能对具体症状进行细化
	美国东部协作组体力状况 ECOG 评分标准	6 个条目／当前状态；0（正常）~5（死亡）	3/4 分以上患者不适宜进行肿瘤相关治疗	操作简单，容易理解；总体评价躯体功能状态，不能对具体症状进行细化
生活质量	慢性病治疗功能状态评估（the functional assessment of chronic illness therapy（FACIT）	普适版 FACIT-G 有 27 个条目／过去 7 天；躯体功能 7 条；社会／家庭状态 7 条；情绪状态 6 条；功能状态 7 条；分别以 0~4 分计分	无临界值；得分越高，症状越严重	评估全面，且 FACIT 还有不同版本，包括不同疾病类型，不同肿瘤类型；对同症状的独立问卷；对患者总体的躯体常见症状纳入不够详细，无临界值参考

续表

领域	量表名称	条目及时效	得分范围及临界值	总体评价
心理社会需求	支持治疗需求调查问卷简版（the supportive care needs survey short form, SCNS-SF34）	34个条目：躯体方面和日常生活方面的需求（5条）；心理需求（10条）；医疗和支持的需求（5条）；对卫生系统和信息的需求（11条）；性需求（3条）；每条目5点计分	无临界值，分数越高，需求越强烈	量表条目较多，填表负担较重；不适于初筛，可用于进一步评估
	社会困难问卷（the social difficulties inventory-21, SDI-21）	21个条目，每个条目0分（无困难）~3分（非常困难）进行评分，包括3个分量表：日常生活、经济问题、自我及周围其他人	任何一个分量表分≥10分提示显著社会困难	条目较多，填表负担较重；我国肿瘤患者对社会困难理解较差，需辅助解释，或认为与疾病相关关系较小，应答率较低

续表

领域	量表名称	条目及时效	得分范围及临界值	总体评价
心理社会需求	NCCN 推荐问题列表 (problem list, PL)	中文版 40 个问题 (实际问题、文往问题、情绪问题、身体问题、信仰/宗教问题 5 个维度),以"是"或"否"计分	无临界值	与 DT 联合使用提高转诊的指导意义;但每个问题仅从"是"或"否"两个程度表示,无法独立显示某个条目的严重程度
灵性健康	慢性疾病治疗功能状态评估量表-灵性健康 (functional assessment of Chronic illness therapy-spiritual well-being,FACIT-sp)	共计 12 个条目,每个条目 0~5 分记分,条目 4 和条目 8 需反向记分;包含 2 个分量表:意义/平和、信仰	无临界值	填写负担尚可接受,患者对中文版内容理解和接受度较好,目前常用于对患者灵性健康的评估

等研究显示，肿瘤科医生对于"抑郁"等问题的"病耻感"会直接影响对心理社会肿瘤学服务的转诊比例。因此，筛查对转诊起到了明显的促进作用。Loth等研究比较了筛查前后心理社会肿瘤学转诊的变化，结果显示筛查后转诊人数是筛查应用前的2.4倍，提示筛查对降低转诊的障碍起到了显著积极的作用。及时接受心理社会肿瘤服务对改善肿瘤患者的痛苦效果显著，即使是由肿瘤临床医务人员主导的初步心理社会支持也能对某些特定痛苦提供帮助。新冠疫情大流行以及远程心理社会服务工作的完善为肿瘤患者的痛苦筛查和转诊带来了新的机遇和挑战。尽管目前有很多临床医务工作者或心理治疗师、咨询师投入肿瘤临床的心理社会干预工作，但由于心理社会肿瘤学在国内发展尚处于初步阶段，缺乏肿瘤临床背景的心理治疗师及精神科医师，与肿瘤患者建立关系受到一定阻碍；而肿瘤临床医生和护士由于工作负担较重，接受系统心理干预或心理支持培训也存在一定困难。因此以全国肿瘤心理学术组织为平台建立肿瘤临床心理社会支持培训项目，或完善心理社会肿瘤学学科建设以及高校、临床医院培训制度是目前多学科队伍建设的出路所在，也为痛苦筛查项目流程完善提供了必要保障。

四、推荐意见

（1）所有癌症患者每次就诊时均应进行痛苦筛查，最少在患者病程变化的关键点进行痛苦筛查。

（2）使用科学合理的筛查流程，通过简洁易操作的工具（如痛苦温度计或症状筛查工具）进行初筛；再根据痛苦程度及出现的问题进行深入综合评估。

（3）通过电子化平台对患者的痛苦进行监测，以及时观察患者的痛苦水平变化并及时提供心理社会支持。

（4）及时将显著痛苦的患者转诊接受心理社会肿瘤学服务。建议使用分级评估及应答策略。

五、应答策略

（一）轻度痛苦

轻度痛苦是指所有筛查量表按推荐标准评分均为轻度。

1.人员及评估

所有直接为肿瘤患者提供治疗的医务人员和社会工作者都应有能力识别患者的心理痛苦，并有能力避免在临床治疗中造成对患者及其照顾者的心理伤害，都应该知道患者出现的哪些情况已经到了自己能力的边界，应该转诊给更专业的服务机构。筛查应包括肿瘤给患者日常生活、情绪、家庭关系（包括性关系）和工作带来的影响。评估过程应保持开放且不带有任何判断，才能建立相互信任的关系并认真倾听，最终使患者能清晰地呈现自己的担忧和其他感受。评估本身能帮助患者解决一些担忧，如通过评估不能解决，则要为患者提供适宜的心理支持。出现显著心理痛苦的患者需转诊接受专业的心理支持和干预。

2.应答

所有人员应能诚实并富有同理心地与肿瘤患者进行沟通。有仁慈之心、尊严感、尊重心态为患者及其照顾者提供治疗；建立并保持支持性的医疗关系；告知患者及其照顾者，有很多心理及支持性的服务机构可供使用；心理技术主要聚焦于解决问题，由经过培训且受过督导的医疗和社会工作者提供，帮助患者处理一些在病程关键时刻的紧急情况。专业的临床护士在接受培训后可以承担评估和提供干预的任务。

（二）中度痛苦

中度痛苦是指筛查量表按推荐标准评分其中一项及以上为中度，所有量表均未达到重度。

1.人员及评估

接受过心理社会肿瘤学培训并获得认可的专业人员能够识别中度到严重的心理需求，并能将严重心理需求的患者转诊至精神卫生专业人员处。

2.应答

此时需要将患者转诊至专业的心理社会肿瘤学团队，或由接受过专业心理社会肿瘤学培训、获得认可且被督导过的肿瘤临床医务人员根据清晰的理论框架提供干预。目标是控制轻度到中度心理痛苦，包括焦虑、抑郁和愤怒。这种具体心理干预也适于缓解轻度肿瘤相关的担忧，比如对治疗的担忧、个人关系（包括性关系）、与医院工作人员的关系、灵性问题等。

（三）重度痛苦

重度痛苦是指筛查量表按推荐标准评分有一项以上为重度。

1.人员及评估

心理社会肿瘤学团队中的精神卫生专业人员能够评估复杂的精神心理问题，包括严重的情感障碍、人格障碍、物质滥用和精神病等；接受过专业培训并有丰富临床经验的心理治疗师能够识别患者的重度痛苦，尤其评估晚期肿瘤患者的心理社会需求。

2.应答

此时的干预包括具体的心理和精神科干预，由专业且经验丰富的心理治疗师或精神卫生专业人员提供，帮助患者改善中到重度的精神健康问题，提供专业心理支持和治疗。这些精神健康问题包括重度抑郁和焦虑、器质性脑部综合征、严重的人际困难（包括严重的性心理问题）、酒精和物质相关的问题、人格障碍和精神病等以及进展期和终末期肿瘤患者面临的生存意义下降，死亡焦虑等。

第二章

—— 肿瘤相关症状的精神科管理

一、焦虑障碍

（一）概述

焦虑（Anxiety）是个体的一种适应性反应，以备抵御潜在危险，常会表现为一种无望和恐惧的感受。精神病学将焦虑症定义为：一种以焦虑情绪为主要表现的神经症，包括急性焦虑和慢性焦虑，常伴有头晕、胸闷、心悸、呼吸困难、口干、尿频、尿急、出汗、震颤和运动性不安等。心境障碍在中国成人的终生患病率为7.4%，其中焦虑障碍终生患病率为7.6%。不同肿瘤、不同年龄肿瘤患者焦虑发生率不同，Meta分析显示，乳腺癌患者焦虑发生率为41.9%，消化道肿瘤患者（包括食道癌、胃癌、结直肠癌、胰腺癌及肝癌患者）的发生率为20.4%，儿童和青少年癌症患者为13.92%。焦虑症状在部分患者会持续存在，一项对乳腺癌患者焦虑抑郁症状随访5年的研究显示，治疗前焦虑发生率为38%，治疗1年后发生率较高的是抑郁为11%，基线时存在焦虑/抑郁的患者中，有约1/5的患者会持续存在焦虑/抑郁。

（二）诊断标准

目前临床主要使用的诊断标准是国际疾病分类第10版（international classification of diseases-10，ICD-10）

中精神和行为障碍的分类，是世界卫生组织170多个成员国家共同使用的现行分类系统。在ICD-10的诊断里，焦虑障碍包括F40恐怖性焦虑障碍[包括伴/不伴惊恐发作的广场恐怖；社交恐怖；特定的（孤立的）恐怖；其他恐怖性焦虑障碍；未特定恐怖性焦虑障碍]和F41其他焦虑障碍（惊恐障碍；广泛性焦虑障碍；混合性焦虑和抑郁障碍；其他混合性焦虑障碍；其他特定的焦虑障碍；未特定的焦虑障碍）。肿瘤患者常见的是惊恐障碍、广泛性焦虑障碍，以及社交恐怖，它们可以出现在肿瘤诊断之前、诊断之时或接受治疗时。

（三）评估

医院焦虑抑郁量表（hospital anxiety depression scale，HADS）具有良好的信度和效度，广泛用于综合医院患者焦虑和抑郁情绪的筛查和研究。国内常用的中文版《医院焦虑抑郁量表》已在我国综合医院中开始应用，研究以9分为分界点，焦虑和抑郁分量表敏感度均为100%，特异性分别为90%和100%。Mitchell AJ等对45个短或超短评估工具进行了综合分析，结果显示，在肿瘤临床中使用HADS既能保证结果的有效性，也能确保临床应用的可接受性。

广泛性焦虑自评量表（general anxiety disorder-7，GAD-7）包含7个条目，每个条目评分为0~3分；制订者推荐≥5分，≥10分和≥15分分别代表轻度、中度和重度焦虑。我国综合医院普通门诊患者的研究中以10分为临界值，灵敏度和特异度分别为86.2%和95.5%，具有较好的信效度。肖水源等研究发现GAD-7在肿瘤患者的应用中有较好的信效度，能有效筛查和评估肿瘤患者中广泛性焦虑的状况。

汉密尔顿焦虑量表（hamilton anxiety scale，HAMA）由Hamilton编制，用于评定焦虑症状的严重程度。HAMA是精神科临床和科研领域对焦虑症状进行评定应用最广泛的他评量表，具有良好信效度，广泛用于肿瘤临床。

（四）治疗

对肿瘤患者焦虑最有效的干预包括心理干预和药物干预。一项对恶性肿瘤焦虑治疗的Meta分析结果发现基于证据的文献均支持使用心理社会干预和精神药物干预来预防或减轻患者焦虑症状。

1.心理社会干预

针对肿瘤患者的心理社会干预方法有很多，包括教育性干预、认知行为治疗、正念疗法、支持疗法、补充和替代疗法。

（1）心理教育干预：一项Meta分析显示，心理教育干预能有效缓解乳腺癌患者在干预后和随访期间的焦虑症状。

（2）认知行为疗法是治疗焦虑障碍的一线治疗，研究显示认知行为治疗可行，而且能有效改善患者焦虑。

（3）正念疗法：Piet的一篇荟萃分析显示，虽然现有临床试验的总体质量差异很大，但在相对高质量的随机对照试验中有一些积极证据支持正念疗法可以改善肿瘤患者及生存者的焦虑抑郁。

（4）支持疗法：支持性心理治疗简单实用，是最常用的方法，可由大多数照顾者（临床医生、护士、家属）提供，对患者的情感支持、真诚平等的医患关系对减轻患者的焦虑尤为重要。支持疗法经常会以团体的形式来进行，但研究结果比较多样，需进一步深入研究。

（5）补充和替代疗法，如针灸等，很多非盲法的研究显示并无令人信服的证据，但按摩和创造性的艺术治疗（如艺术疗法、音乐、舞蹈、写作等）在积极治疗期间对患者焦虑有直接的短期影响，但在随访时无影响。

（6）其他疗法：荟萃分析显示，催眠可降低肿瘤患者焦虑，特别是减轻儿童医疗操作性检查相关焦虑，可减少诊断和侵入性手术（如乳腺活检）中的疼痛和焦虑。随机对照研究也发现音乐疗法、运动疗法可缓解患者的焦虑状态。一项纳入68个随机对照试验13125名肿瘤患者的Meta分析，结果显示远程健康干预可显著改善肿瘤患者的焦虑。

2.药物干预

一般而言，根据焦虑症状的严重程度来决定是否使用药物治疗。轻度焦虑患者使用支持性治疗或行为治疗已足够，但对持续恐惧和焦虑者需药物治疗，其疗效显著且起效较快。应用抗焦虑药需考虑抗焦虑药物和恶性肿瘤治疗药物之间可能存在相互作用，因此应从小剂量开始服用，如耐受好再逐渐加量。由于恶性肿瘤患者的代谢状态发生了改变，药物维持剂量要比健康个体低。表2列出了常用于恶性肿瘤患者的抗焦虑药。

（1）苯二氮䓬类药物：常用于肿瘤患者治疗焦虑，特别是惊恐发作，也可用于治疗恶心和失眠。

（2）抗抑郁药物：由于抗抑郁药具有抗抑郁和抗焦虑双重药理作用，故被广泛用于焦虑谱系障碍的治疗。

新一代抗抑郁药在治疗焦虑症状方面比传统抗抑郁药及苯二氮䓬类抗焦虑药呈现更多优势。抗抑郁药可作为慢性焦虑的维持治疗，长期应用耐受性好，这类药物可以避免苯二氮䓬类药物的副作用和依赖性，产生抗焦虑作用需2~4周，需用短效苯二氮䓬类药物作为辅助药物，直到抗抑郁药物起效。

（3）其他药物：抗精神病药物，如奥氮平、喹硫平适于对苯二氮䓬类药物副作用敏感、存在认知损害、有药物依赖史的患者。对某些终末期肿瘤患者，阿片类镇痛药有效，特别是对肺功能损害引起焦虑者。美国NCCN缓和医疗指南指出终末期肿瘤患者焦虑治疗可使用小剂量速释吗啡以改善焦虑。

表2 常用于恶性肿瘤患者的抗焦虑药

药物	剂量范围	备注
1.苯二氮䓬类		
劳拉西泮	0.25~2.0 mg，po，q4~12 h	无代谢方面不良反应，可用于肝脏肿瘤或转移瘤，减轻恶心和呕吐
阿普唑仑	0.25~1.0 mg，po，q6~24 h	快速起效,快速耐受
奥沙西泮	7.5~15 mg, po, q8~24h	无代谢方面的不良反应

药物	剂量范围	备注
地西泮	2 ~ 10 mg，po / im，q6 ~ 24 h	对慢性持续焦虑有效
氯硝西泮	0.5 ~ 2.0 mg，po / im，q6 ~ 24 h	对慢性持续焦虑、发作性焦虑或冲动行为有效
2.抗抑郁药		
帕罗西汀	20 ~ 40 mg/d，po	治疗惊恐障碍,恶心,镇静作用较强
艾司西酞普兰	10 ~ 20 mg/d，po	治疗惊恐障碍,恶心、疲乏
文拉法辛	75 ~ 225 mg/d，po	治疗广泛性焦虑障碍,恶心
曲唑酮	50 ~ 100 mg/d，po	治疗伴有抑郁的焦虑障碍,头晕、恶心
3.抗精神病药		
奥氮平	2.5 ~ 10 mg/d，po	镇静作用较强
喹硫平	25 ~ 50 mg/d，po	镇静作用较强

（五）推荐意见

（1）肿瘤患者焦虑障碍的评估工具推荐使用医院焦虑抑郁量表，也可选用广泛性焦虑自评量表。

（2）肿瘤患者的焦虑障碍推荐心理干预联合药物干预。

（3）推荐使用认知行为治疗改善肿瘤患者的焦虑症状。

二、抑郁障碍

（一）概述

抑郁（depression）一直是肿瘤患者最常面临的困扰之一，除精神心理承受痛苦，还影响生活质量及家庭社会功能，甚至可能通过一系列神经内分泌、炎症因子等中间因素影响肿瘤细胞和组织。

抑郁症又称抑郁障碍，以显著而持久的心境低落为主要临床特征，心境低落与其处境不相称，情绪消沉可从闷闷不乐到自卑抑郁，悲痛欲绝，甚至悲观厌世，可有自杀企图或行为，甚至发生木僵；部分病例有明显的焦虑和运动性激越；严重者可出现幻觉、妄想等精神病症状。每次发作持续至少2周以上，甚至数年，多数病例有反复发作倾向，每次发作大多可以缓解，部分可有残留症状或转为慢性。

肿瘤相关性抑郁（cancer-related depression，CRD）是指由肿瘤诊断、治疗及其并发症等导致患者失去个人精神常态的情绪反应。伴随负性生活事件（如肿瘤诊断、治疗不良反应、疾病进展等）出现的情绪低落可以是正常的心理体验。如果这一状态未得到处理，进而会影响生活、工作、社会功能，甚至影响肿瘤的治疗过程，必须要重视。值得注意的是，部分患者虽未达到上述症状数量、严重程度和时长标准，仍要注意筛查，必要时提供早期干预，减少发生抑郁的风险。

最新数据显示，心境障碍在中国成人中的终生患病率为7.4%，在肿瘤人群中更高。Meta分析显示，27%的肿瘤患者存在抑郁症状，其中结直肠癌患者最高，达32%。女性为31%，高于男性的26%。抑郁发生率平均每年增加0.6%，与发达国家和全球平均水平相比，不发达国家和发展中国家的肿瘤患者抑郁发生率更高。我国学者利用诊断性访谈调查发现，肿瘤患者抑郁的患病率为25.9%（21.9%～29.9%），抑郁障碍的发生与肿瘤的发展进程相关，进展期肿瘤患者更易出现抑郁。

（二）诊断

在ICD-10中，抑郁发作不包括发生于双相情感障碍中的抑郁状态。因此，抑郁发作只包括首次抑郁发作或复发性抑郁障碍。ICD-10规定的抑郁发作有3条标准。G1：抑郁发作须持续至少2周。G2：在既往生活中，不存在足以符合轻躁狂或躁狂（F30）标准的轻躁狂或躁狂发作。G3：需除外的最常见情况——此种发作不是由于精神活性物质使用（F10—F19）或任何器质性精神障碍（F00—F09）所致。诊断需要注意，抑郁障碍的临床症状与某些肿瘤症状很相似，如自主神经功能症状（食欲缺乏、胃肠功能紊乱、性欲下降等），可能为肿瘤本身引起，而非抑郁障碍的症状。

（三）评估

肿瘤患者抑郁的研究最常用的评估工具主要包括：医院焦虑抑郁量表（HADS）、Zung氏抑郁自评量表（SDS）、患者健康问卷-9（PHQ-9）、流调用抑郁量表（CES-D）和贝克抑郁量表（BDI）等。临床中也会用这些问卷来筛查抑郁症状，需要注意自评问卷的发生率并不代表抑郁障碍的诊断率，必要时需要精神专科医生通过精神科结构性临床访谈（金标准）进行评估和诊断。以下是几个临床和研究中常用的抑郁自评量表。

（1）医院焦虑抑郁量表（hospital anxiety and depression scale，HADS）：该问卷有14个条目，评分为0～3分，用于测查患者在过去一周内的焦虑和抑郁情绪，是较完整的评估工具，具有良好的信效度，推荐用于晚期肿瘤或接受缓和医疗的患者。其抑郁分量表有7个条目，临界值为9分。

（2）贝克抑郁问卷（beck depression rating scale，

BDI）：共21个条目，每个条目包括4个描述，根据最近一周的情况选择相应描述。每个条目计分0~3分，总分≤4分为无抑郁，5~7分为轻度，8~15分为中度，16分以上为重度。该问卷被广泛运用于临床流行病学调查，它更适于不同类型及不同分期的肿瘤患者，能更好地用于筛查患者的抑郁症状。

（3）患者健康问卷-9（patient health questionnaire-9，PHQ-9）：9个条目，内容简单且操作性强，广泛用于精神疾病的筛查和评估。该量表适于国内肿瘤患者抑郁筛查，证实其具有良好的信度和效度，可操作性强、简单方便。该量表临界值为10分。

（4）Zung氏抑郁自评量表（self-rating depression scale，SDS）：用于衡量抑郁状态的轻重程度及其在治疗中的变化。问卷由20个条目构成；其中10个条目为正性词陈述，反向计分；另10个条目为负性词陈述，正向计分。每个条目根据最近一周内的感受分1~4级，各条目累计为总分，总分越高，抑郁情绪越重。

（5）流调用抑郁量表（center epidemiologicalstudies depression scale，CED-S）：主要用于流行病学调查，用以筛查出有抑郁症状的对象，以便进一步检查确诊；也有人用作临床检查，评定抑郁症状的严重程度。该量表共20道题目，分别调查20项症状。总分≤15分为无抑郁症状，16~19分可能有抑郁症状，≥20分为肯定有抑郁症状。

为了避免自评量表在筛查方法上的偏差，临床和科研中一般会同时选用两种以上量表或问卷。

（四）干预

抑郁障碍的标准治疗为精神药物治疗联合心理治疗。对轻到中度抑郁障碍可选择心理治疗，重度抑郁障碍则首选药物治疗。多数情况选择两者联合来治疗抑郁障碍。

1.心理治疗

可用于肿瘤相关抑郁的心理治疗涉及认知行为疗法、支持—表达疗法、心理教育、正念冥想、身心灵团体、人际关系团体、生存意义疗法、问题解决治疗等。一般而言，支持性心理治疗适用于所有就诊对象，各类抑郁障碍患者均可采用，可帮助患者减少孤独感，学习应对技巧。认知行为治疗可以缓解患者特殊的情绪、行为和社会问题，以减轻焦虑、抑郁和痛苦。研究显示，接纳承诺疗法降低了治疗后及随访期间的焦虑、抑郁评分均值，这种在大多数研究中都具有显著性。晚期肿瘤患者，可用些相对成熟的治疗模式如意义中心疗法（团体、个体）、尊严疗法和CALM（managing cancer and living meaningfully）疗法等。一项纳入14个随机对照研究的 Meta 分析显示，尊严疗法可有效改善肿瘤患者的希望、焦虑和抑郁情绪，但对生活质量的影响不显著。研究显示，对诊断乳腺癌的患者进行运动干预，可以降低患者的抑郁水平，同时将适度的体力活动作为日常活动的部分患者，全因死亡率下降39%。

2.药物治疗

临床上，抗抑郁治疗药物已被广泛用于治疗各种躯体疾病伴发的抑郁障碍，研究表明抗抑郁药物对肿瘤相关性抑郁同样有效。选择性5-羟色胺再摄取抑制剂是近年临床上广泛应用的抗抑郁药，主要药理作用是选择性抑制5-羟色胺再摄取，使突触间隙5-羟色胺含量升高而达到治疗抑郁障碍的目的，具有疗效好、不良反应少、耐受性好、服用方便等特点。主要包括氟西汀、舍曲林、帕罗西汀、西酞普兰和艾司西酞普兰。Fisch MJ等一项随机双盲对照研究，163名伴有抑郁症状的晚期肿瘤患者分别服用氟西汀（20mg/d）和安慰剂治疗12

周，结果发现服用氟西汀可提高患者的生活质量，减轻抑郁症状，且氟西汀耐受良好。Morrow GR等一项随机双盲对照研究发现，帕罗西汀能改善肿瘤患者的抑郁情绪，但对化疗患者的疲乏无显著改善。

新型抗抑郁药文拉法辛、度洛西汀可抑制5-羟色胺和去甲肾上腺素再摄取受体，米氮平可抑制去甲肾上腺素再摄取受体和刺激神经元胞体释放5-羟色胺，这三种药物具有增加5-羟色胺和去甲肾上腺素浓度的双重作用。Cankurtaran等一项研究对米氮平和丙咪嗪的疗效进行对比，将伴有重度抑郁障碍的肿瘤患者分为3组，分别给予米氮平、丙咪嗪及安慰剂治疗，结果发现米氮平可有效地改善肿瘤患者的抑郁和失眠，疗效优于丙咪嗪。此外，研究发现，有些抗抑郁药如帕罗西汀、文拉法辛、度洛西汀、米氮平、艾司西酞普兰可改善乳腺癌患者和妇科肿瘤患者潮热症状。部分学者发现米氮平还能改善肿瘤患者恶病质、恶心等症状。

国内有小样本随机对照研究显示氟哌噻吨美利曲辛用于肿瘤患者能改善焦虑和抑郁情绪，该药与阿片类镇痛药、常规止吐药联用能够增加镇痛止吐疗效。

表3　肿瘤患者常用抗抑郁药物

药物	起始剂量	维持剂量	不良反应	使用建议
选择性5-羟色胺再摄取抑制剂（SSRIs）				
舍曲林	25~50 mg 早餐后	50~150 mg/d	用药早期可能出现胃肠道反应，如恶心、呕吐等；抗胆碱能反应，如口干；嗜睡、失眠兴奋焦虑；性功能障碍等	注意药物相互作用，如氟西汀可抑制CYP2D6酶将他莫昔芬转化为其活性代谢产物；勿与单胺氧化酶抑制剂（MAOI）合用，换药时需足够时间间隔；肝功能异常者、有癫痫病史、有出血倾向者慎用
氟西汀	10~20 mg 早餐后	20~60 mg/d		
帕罗西汀	20 mg 早餐后	20~60 mg/d		
西酞普兰	20 mg 早餐后	20~60 mg/d		
艾司西酞普兰	5 mg 早餐后	10~20 mg/d		
三环类抗抑郁药（TCAs）				
阿米替林	6.25~12.5 mg睡前	12.5~25 mg/d	强度镇静，抗胆碱能相关不良反应	可用于治疗神经病理性疼痛
其他药物				
文拉法辛	18.75~37.5 mg	75~225 mg/d	恶心，高血压慎用	对神经病理性疼痛、潮热有效

药物	起始剂量	维持剂量	不良反应	使用建议
度洛西汀	20~30 mg	60~120 mg/d	恶心	对神经病理性疼痛有效
米氮平	15 mg	15~45 mg/d	镇静、体重增加	促进食欲、止吐
曲唑酮	25~50 mg	50~400 mg/d	头晕、恶心	常用于伴焦虑或失眠的轻、中度抑郁患者
安非他酮	50~75 mg	150~450 mg/d	禁用于癫痫	无性功能障碍不良反应，可用于改善疲乏
氟哌噻吨美利曲辛	1片（早晨或中午服用）	1~2 片/天（早晨1片或早晨、中午各1片）	神经兴奋作用可引起失眠，避免睡前服用	与阿片类镇痛药、常规止吐药联用可增强镇痛、止吐疗效

（五）推荐意见

（1）选择性5-羟色胺再摄取抑制剂在临床上应用广泛，疗效好，不良反应少，耐受性好，服用方便。

（2）抗抑郁药应从小剂量开始，逐渐加量，密切注意药物不良反应。

（3）推荐用心理治疗技术改善肿瘤患者的情绪状况和生活质量。

（4）推荐用心理治疗改善晚期患者的抑郁状态。

（5）推荐使用部分抗抑郁药改善患者潮热症状。

三、谵妄

（一）概述

谵妄是肿瘤患者常见的一组神经精神综合征，是严重生理障碍的表现，通常涉及多种医学病因，如感染、器官衰竭，以及药物副作用，会导致一系列负性结局。此外，谵妄的体征与症状变化很大，常被误认，或干扰其他生理和心理症状的识别和控制。研究表明，肿瘤住院患者的谵妄发生率在10%~30%，在生命终末期肿瘤患者可达85%。

（二）诊断

1.临床亚型

基于不同的精神运动表征，谵妄被分为淡漠型、激越型和混合亚型。淡漠亚型表现为活动减少、缓慢和淡漠、言语的量和速度减少、警觉性下降和退缩。激越亚型的特点是精神运动增强、自我调节能力丧失、躁动等。混合亚型指在一天内表现为淡漠亚型和激越亚型两种特征。

2.诊断标准

ICD-10对谵妄的诊断标准如下。

（1）意识和注意损害：从混浊到昏迷；注意的指向、集中、持续和转移能力均降低。

（2）认知功能紊乱：知觉歪曲、错觉和幻觉；抽象思维和理解能力损害，可伴有短暂妄想；但典型者常伴某种程度言语不连贯；即刻回忆和近记忆受损，但远记忆相对完好，时间定向障碍，较严重患者还可出现地点和人物的定向障碍。

（3）精神运动紊乱：活动减少或过多，不可预测地从一个极端转成另一极端；反应时间增加；语流加速或减慢；惊跳反应增强。

（4）睡眠-觉醒周期紊乱：失眠，严重者完全不眠，或睡眠-觉醒周期颠倒；昼间困倦；夜间症状加重；噩梦或梦魇、其内容可作为幻觉持续至觉醒后。

（5）情绪紊乱：如抑郁、焦虑或恐惧、易激惹、欣快、淡漠。

常为迅速起病，病情每日波动，总病程不超过6个月。

（三）评估

谵妄由显著的生理障碍导致。对于肿瘤患者，谵妄一方面源自肿瘤对于中枢神经系统的直接作用（如转移性脑损害）或由于疾病或治疗对中枢神经系统的间接作用（如药物、电解质紊乱、脱水、重要器官衰竭、感染并发症或副癌综合征等）。此外，肿瘤治疗药物，如化疗和免疫治疗药物以及在肿瘤支持治疗使用的药物（如阿片类药物、止吐药及苯二氮䓬类药物）均可导致及加速肿瘤患者谵妄。

当患者不能准确处理加工环境中的信息时，应进行谵妄评估。例如，相识多年的患者不能认出你或叫出你的名字；患者看起来嗜睡或易激惹；回答问题时需很长时间；需反复重复同一问题；言语散漫或不连贯；定向力障碍；出现幻视、幻听或妄想等。如护士报告患者拔输液管或胃管，这个患者很可能出现了谵妄。应该将终末期肿瘤患者谵妄的评估纳入常规临床工作之中。一旦发现患者出现谵妄，在积极治疗同时，应仔细地回顾病史，进行躯体检查、实验室检查及了解患者目前使用的药物，查找引起谵妄的病因。

（四）治疗

谵妄治疗的主要方法是对潜在病因的治疗和支持性护理。支持性护理以非药理学手段为主，如通过灯光管理、持续护理及精神和身体激活来维持昼夜节律。

1.非药物干预

（1）非药物干预预防谵妄。谵妄的非药物干预一直受关注，但由于干预的措施及试验设置的限制，一直无很强证据。《新英格兰医学杂志》发表的一项多因素非药物干预研究成为标志性研究之一，发现以发生谵妄作为结局指标，通过干预谵妄的6个核心风险因素（认知损害、睡眠剥夺、活动受限、视觉受损、听觉受损以及脱水）后，干预组谵妄的持续时间以及谵妄的发作次数显著低于对照组，但两组在谵妄严重程度上无显著差异。一项对谵妄的多因素非药物干预的荟萃分析表明非药物干预可有效减少谵妄发生率。在肿瘤临床，使用简化的多因素非药物干预用于终末期肿瘤患者，通过对医生（关注谵妄风险因素）、患者（重新定向）以及家属（宣教）的干预，发现干预组在谵妄发生率、严重程度以及谵妄持续时间与对照组无显著差异，研究者对此的解释为使用的干预方法过于简单，研究对象又是终末期肿瘤患者，从而未能达到相应效果。此外，一项针对ICU谵妄患者家人访视的随机对照研究，结果也为阴性。

（2）非药物干预治疗谵妄。针对老年谵妄患者开展的两项随机临床试验，使用系统监测与多学科照料，发现干预组在死亡率、功能、谵妄时间以及住院时间与对照组相比无显著差异，仅在谵妄严重程度上干预组低一些。另一项观察性研究中，使用谵妄专用病房（专用的无约束以及提供24小时护理的病房）的患者在功能上有改善，且在住院时间和死亡率上与非谵妄的患者无显著差异。

2.药物治疗

首先应纠正谵妄的病因，如抗感染、纠正代谢紊乱、调整控瘤治疗方案等。

（1）抗精神病药物：当患者过度激越、精神症状突出或对自身及他人有潜在危险时，应予药物治疗。氟哌啶醇是最常用的抗精神病药物，有报道表明，新型抗精神病药物利培酮、奥氮平、喹硫平等对谵妄亦有效。

①氟哌啶醇：是治疗肿瘤患者谵妄的金标准药物，起始剂量多为 1～2 mg/次，每日 2 次，必要时每隔 4 小时重复给药 1 次，给药形式可口服（po）、肌注（im）、静注（iv），静注是口服作用的 2 倍。氟哌啶醇耐受性较好，常见不良反应有静坐不能及锥体外系不良反应。

②氯丙嗪：较氟哌啶醇的精神抑制作用更强，被认为是氟哌啶醇（有或无劳拉西泮）的有效替代品。通常，

氯丙嗪给药剂量为每6~12小时口服或静注25~50 mg。对激越患者快速镇静时，予50~100 mg肌注或静注。

③喹硫平：优点在于需同时服用其他多种药物时合用喹硫平安全性较高；另外，氟哌啶醇治疗效果不佳时可换用经不同代谢通道代谢的喹硫平。不良反应较少，喹硫平起始剂量为12.5 mg，可酌情加量至50 mg/d。

④奥氮平：镇静作用较强，耐受性比氟哌啶醇好。其优点是可作用于多受体，可改善患者焦虑、失眠等症状。奥氮平起始量为2.5 mg，可酌情至5 mg/d。

（2）苯二氮䓬类药物：关于苯二氮䓬类药物治疗谵妄的作用，目前仍有争议。劳拉西泮与氟哌啶醇同时服用可快速控制急性激越患者。单独服用苯二氮䓬类药物，可能加重谵妄患者的认知损害，严重时还会出现逆转兴奋作用，临床需要特别注意。一项发表在JAMA上的随机对照研究，针对处于安宁疗护的晚期肿瘤患者的谵妄管理，对劳拉西泮合并氟哌啶醇与单药氟哌啶醇的疗效进行比较，结果发现合并使用劳拉西泮对谵妄患者的激越症状改善更佳。

（五）推荐意见

（1）根据临床实践需要，选择简便易行的评估工具。

（2）短期使用小剂量抗精神病药物治疗肿瘤患者谵妄症状，密切监测可能的不良反应，特别是老年患者。

（3）氟哌啶醇是临床和研究经验最多的药物。

（4）保持良好睡眠模式与睡眠节律，监测营养状况，监测感知缺陷，提供视觉和听觉帮助，鼓励活动（尽可能减少使用尿管、静脉输液以及躯体限制），鼓励认知刺激性活动可以预防谵妄。

四、自杀

（一）概述

自杀（suicide）是全球重要的公共卫生问题，也是肿瘤学的重要问题。世界卫生组织（WHO）将自杀定义为：自发完成的、故意的行动后果，行为者本人完全了解或期望这一行动的致死性后果。按自杀行为（suicide behavior）的结局分为自杀未遂和自杀死亡。自杀死亡（completed suicide）是指采取了伤害自己生命的行动，并直接导致了死亡结局。死者在采取行动时，必须有明确的死亡愿望，才能认为是自杀死亡。自杀未遂（attempted suicide）是指采取了伤害自己生命的行动，但未直接导致死亡结局。自杀未遂者通常存在躯体损伤，但躯体损害不是自杀未遂的必备条件。按行动执行者不同，分为主动自杀（自己采取行动伤害或结束自己生命）、被动自杀（拒绝接受维持生命的必要措施）和帮助自杀（在医务人员或其他人的帮助下自杀）。自杀行为包括四个心理过程，分别是自杀意念、自杀计划、自杀准备、自杀行动。

最新的系统综述和荟萃分析显示全球肿瘤患者自杀死亡总发生率为39.72/10万，男性（57.78/10万）高于女性（14.47/10万），食管癌的自杀率最高（87.71/10万），亚洲的自杀率最高（61.02/10万），大洋洲的自杀率最低（24.07/10万），中国肿瘤患者自杀率为63.17/10万。

（二）评估

1.评估工具

（1）护士用自杀风险评估量表（nurses' global assessment of suicide risk，NGASR）：由英国学者Cutcliffe等在临床实践基础上编制的用于精神科评估自杀风险的他评量表。该量表根据自杀相关的危险因素筛选出15项自杀风险预测因子，并根据各自杀因子与自杀相关性给予其不同的权重赋值。测试时只要个体存在预测因子就给予表格中的相应得分，根据总分评估决定自杀风险的严重程度以及应采取的相应处理等级。量表总分范围0~25分。分数越高代表自杀的风险越高，总分≤5分为低自杀风险、6~8分为中自杀风险、9~11分为高自杀风险，≥12分为极高自杀风险。

（2）简明国际神经精神访谈（mini-international neuropsychiatric interview，MINI）自杀筛选问卷：是由美国和欧洲的精神病学家和临床医生发明，是针对《美国精神障碍诊断与统计手册第4版》和《国际疾病分类第10版》中精神疾病的一种简式结构式诊断访谈问卷。自杀筛选问卷有6个问题：①您是否觉得死了会更好或希望自己已经死了？回答"是"为1分。②您是否想要伤害自己？回答"是"为2分。③您是否想到自杀？回答"是"为6分。④您是否有自杀计划？回答"是"为10分。⑤您是否有过自杀未遂情况？回答"是"为10分。以上均为最近一个月内情况。⑥您一生中是否曾经有过自杀未遂情况？回答"是"为4分。以上1~6问题回答"否"均为0分。将以上问题分数相加，总分0分为无风险、1~5分为低风险、6~9分为中风险、≥10分为高风险。

2.评估内容

自杀风险是指一个人采取自杀行动的可能性大小。对患者自杀风险进行评估是预防自杀的重要环节和组成部分，其主要目的是筛查出自杀意念的高危人群，从而进行相应预防干预。对个体自杀危险性的评估包括对自杀危险因素的评估、自杀意念和采取自杀行为的可能性大小评估，以及对自杀态度的评估。对肿瘤患者自杀企图和自杀意念的评估，一般采用开放式临床访谈收集资料，可从以下几个方面评估：①自杀意念的访谈，询问患者是否有自杀意念；②与疾病和治疗相关评估；③情绪和精神状况的评估；④行为的评估；⑤个人特征的评估；⑥社会资源的评估。

（三）治疗

1.药物治疗

识别患者存在的自杀危险因素有助于临床医生制定更有针对性的预防、干预和治疗计划。自杀的危险因素包括：重度抑郁，控制欠佳的症状如疼痛，无望，预后差，分期晚，肿瘤确诊后1年内等。系统综述显示抗抑郁药物可降低抑郁患者的自杀率。患重度抑郁的肿瘤患者是自杀的高危人群，应积极给予抗抑郁治疗。如能及时发现并早期给予治疗，可降低自杀率。药物干预还包括使用规范化的止痛治疗改善肿瘤患者的疼痛，使用抗焦虑药改善患者的焦虑，使用抗精神病药改善患者的谵妄或精神病性症状，如幻觉、妄想等，帮助患者减轻症状带来的痛苦，有助于降低患者的自杀风险。

2.非药物治疗

（1）一般措施：对出现严重自杀意念或行为的患者建议到精神专科住院治疗；对有自杀意念的患者，要避免在住院期间或在家接触到药物或其他危险品；家人或朋友应密切注意并监护患者安全。

（2）心理治疗：个体或团体心理治疗可减轻肿瘤患者的孤独感，增强应对技能，解决存在的问题。系统综述显示认知行为治疗有助于管理肿瘤患者的躯体症状，纠正导致患者出现自杀意念和无望的歪曲认知。正念治疗有助于缓解患者对未来的忧虑和恐惧，教导患者关注当下。系统综述显示尊严治疗帮助晚期肿瘤患者增加尊严感、意义感和目标感。随机对照研究显示意义中心治疗可帮助晚期肿瘤患者维持和增强意义感，改善患者的灵性幸福，减轻患者的抑郁，减少对死亡的焦虑和渴求。随机对照研究也显示恶性肿瘤管理并寻找生命意义（managing cancer and living meaningfully，CALM）治疗可改善晚期肿瘤患者的抑郁症状，帮助患者做好终末期准备。

（四）推荐意见

（1）推荐使用抗抑郁药物降低抑郁患者的自杀率。

（2）对晚期肿瘤患者，推荐使用尊严治疗帮助患者增加活着的尊严感、意义感和目标感。

（3）对晚期肿瘤患者，推荐使用意义治疗改善患者的灵性幸福，减轻患者的抑郁，减少对死亡的焦虑和渴求。

（4）对晚期肿瘤患者，推荐使用CALM治疗改善患者的抑郁症状，帮助患者做好终末期准备。

（5）推荐使用认知行为治疗纠正导致患者出现自杀意念和无望的歪曲认知。

五、失眠

（一）概述

失眠（insomnia）指患者对睡眠时间和/或质量不满足，并持续相当长一段时间，影响其日间社会功能的一种主观体验。失眠的主要表现：入睡困难、睡眠表浅、频繁觉醒和（或）早醒、多梦，导致白日疲乏、犯困、萎靡等一系列神经精神症状。肿瘤患者失眠的发生率高于普通人群，其中高达50%新诊断或治疗的肿瘤患者主诉有睡眠障碍，失眠是成人肿瘤患者最常见的症状之一，对肿瘤患者的生存质量及治疗转归有重大影响。

（二）诊断

根据国际疾病分类第10版（ICD-10）精神与行为障碍分类，非器质性失眠症（F51.0）诊断标准如下。

（1）主诉入睡困难，或难以维持睡眠睡眠质量差。

（2）这种睡眠紊乱每周至少发生三次并持续一月以上。

（3）日夜专注于失眠，过分担心失眠的后果。

（4）睡眠量和/或质的不满意引起明显苦恼或影响社会及职业功能。

（三）评估

1.临床评估

无论肿瘤患者是否主诉失眠，都应主动询问睡眠情况。当患者主诉有失眠（入睡困难、睡眠维持障碍、早醒）时，应对失眠的原因及类型等进行及时评估、诊断和治疗。临床评估包括主诉、目前控瘤治疗、躯体症状（如疼痛、恶心呕吐等）、有无使用精神活性物质及目前的精神心理状况等。

2.量表评估

标准化评估量表包括：匹兹堡睡眠质量指数（pittsburgh sleep quality index，PSQI），主要用于评估最近一个月的睡眠质量；失眠严重程度指数量表（insomnia severity index，ISI），用于评估最近两周失眠的严重程度及清晨型与夜晚型睡眠问卷（morning and evening questionnaire，MEQ）等。

3.检测评估

多导睡眠图监测（polysomnogram，PSG）：是在整夜睡眠过程中，连续并同步记录脑电、呼吸等10余项指标，记录次日由仪器自动分析后再行人工逐项核实。PSG不必作为常规检查项目，但可为慢性失眠的诊断、鉴别诊断提供客观依据，也可为选择治疗方法及评估疗效提供参考信息。

（四）治疗

1.总体原则

肿瘤患者失眠的治疗首先是针对病因治疗，在控瘤治疗同时，对患者的失眠症状给予必要处理。

2.非药物治疗

非药物治疗包括睡眠卫生教育、松弛疗法、刺激控制疗法、睡眠限制疗法及认知行为失眠治疗（cognitive behavioral therapy for insomnia，CBT-I）。研究表明，CBT-I对肿瘤患者的失眠有效，可助患者认识和改变导致慢性失眠、错误的认知行为模式，重塑有助睡眠正确的认知模式，减轻睡眠压力，重建床与睡眠的和谐关系，提高睡眠效率，缩短睡眠潜伏期，减少入睡后的觉醒时间，应与药物治疗同时进行。

3.药物治疗

（1）治疗原则：使用药物治疗肿瘤患者的失眠可参照普通人群失眠的治疗原则，应在病因治疗和非药物治疗基础上酌情给予相应药物治疗。药物的选择和剂量遵循个体化用药原则，小剂量起始，逐步增加到有效剂量并维持，并注意药物不良反应，把握获益与风险的平衡。

常用药物包括镇静催眠药物、抗抑郁剂及褪黑素受体激动剂和具有镇静作用的抗精神病药物等。镇静催眠药物包括非苯二氮䓬类药物和苯二氮䓬类药物。对肿瘤患者，某些具有镇静作用的抗精神病药（如奥氮平、喹硫平等）可同时改善患者的食欲和恶心呕吐等，也可参照推荐意见进行个体化治疗。

表4 常用药物的用法及不良反应

药物	用法	不良反应
镇静催眠药物——非苯二氮䓬类药物		
唑吡坦	5～10 mg 睡前口服	可能出现头痛、头晕、嗜睡、健忘、噩梦、早醒、胃肠道反应、疲劳等不良反应 严重呼吸功能不全、呼吸睡眠暂停综合征、严重或急慢性肝功能不全、肌无力者禁用
佐匹克隆	3.75～7.5 mg 睡前口服	可能出现嗜睡、口苦、口干、肌无力、遗忘、醉态、好斗、头痛、乏力等不良反应；长期服用后突然停药会出现戒断症状 呼吸功能不全、重症肌无力、重症睡眠呼吸暂停综合征的患者禁用
右佐匹克隆	1～3 mg 睡前口服	可能出现头痛、嗜睡、味觉异常的不良反应 失代偿的呼吸功能不全、重症肌无力、重症睡眠呼吸暂停综合征患者禁用
苯二氮䓬类药物		
阿普唑仑	0.4～0.8 mg 睡前口服	可能出现镇静、困倦、肌无力、共济失调、眩晕、头痛、精神紊乱等不良反应 长期使用可能出现依赖或戒断症状，尤其是既往有药物依赖史的患者 急性酒精中毒、肝肾功能损害、重症肌无力、急性或易于发生的闭角型青光眼发作、严重慢性阻塞性肺疾病等患者慎用
艾司唑仑	1～2 mg 睡前口服	
劳拉西泮	0.5～1 mg 睡前口服	
地西泮	5～10 mg 睡前口服	
氯硝西泮	0.5～2 mg 睡前口服	

药物	用法	不良反应
抗抑郁剂以及褪黑素受体激动剂		
米氮平	7.5～30 mg 睡前口服	可能出现食欲及体重增加、镇静、嗜睡等不良反应 糖尿病、急性狭角性青光眼、排尿困难者应用时需注意
曲唑酮	25～50 mg 睡前口服	可能出现嗜睡、疲乏、头晕、紧张、震颤、口干、便秘等不良反应 肝功严重受损、严重心脏病或心律失常者、意识障碍者禁用
阿戈美拉汀	25～50 mg 睡前口服	可能出现恶心、头晕等不良反应 乙肝或丙肝病毒携带者/患者,肝功能损害者禁用
具有镇静作用的非典型抗精神病药		
喹硫平	12.5～50 mg 睡前口服	可能出现头晕、困倦、口干、便秘、心动过速等不良反应
奥氮平	2.5～5 mg 睡前口服	可能出现食欲、体重增加,血糖、血脂升高的不良反应 已知有窄角性青光眼危险的患者禁用

（五）推荐意见

（1）推荐认知行为失眠治疗（CBT-I）作为慢性失眠的初始治疗。

（2）推荐有镇静催眠作用的抗抑郁药改善伴焦虑、抑郁的肿瘤患者的失眠症状。

（3）推荐用小剂量有镇静作用的非典型抗精神病药

改善合并有厌食、恶心呕吐的肿瘤患者的失眠症状。

六、癌痛

（一）概述

癌痛是指肿瘤、肿瘤相关性病变及控瘤治疗所致的疼痛，常为慢性疼痛，如得不到及时缓解，会发展成顽固性癌痛。癌痛是肿瘤患者尤其是中晚期肿瘤患者最常见也最痛苦的症状之一。研究表明，约1/4新诊断的肿瘤患者，1/3正在接受治疗的患者以及3/4晚期肿瘤患者合并有疼痛。也有研究显示，肿瘤患者中70%会在疾病的某一个阶段出现疼痛，50%的终末期患者出现中重度疼痛。

（二）评估与诊断

整合评估癌痛症状是处理的第一重要环节。评估时，要相信患者关于疼痛的主诉，因为疼痛是一种主观感受。详细询问疼痛史，评估患者的心理状态，进行详细体格检查和神经系统查体等。目前尚无准确反映疼痛程度的客观指标，患者是否疼痛及疼痛严重程度主要依据患者主诉，相信患者确实处于疼痛状态。疼痛性质和程度全面准确的评估是开展个体化镇痛治疗的依据。

目前强调"评估和管理癌痛的个性化方法"，即强调一种多步骤方法，包括系统筛查、全面疼痛评估、疼痛特征描述、疼痛表达个人特征的识别、个性化疼痛目标的记录，以及实施多学科整合治疗（multiple discipline team to holistic integrative management，MDT to HIM）计划和随后的定制纵向监测。

癌痛诊断包括：①病因诊断——疼痛是肿瘤、肿瘤治疗或临床操作引起，伴发疾病或非癌症引起的疼痛；②病生学诊断——伤害感受性、神经病理性，或混合性疼痛。癌痛诊断包括了解疼痛的原因、部位、程度、癌痛加重或减轻的相关因素、癌痛治疗的效果和不良反应等，可从疼痛病史、心理社会因素、医疗史、体格检查和相关实验室及影像学资料等方面进行评估。

无论疼痛程度如何，都需对患者进行心理社会评估：患者的心理痛苦水平；患者目前的精神状况，是否存在精神障碍如焦虑、抑郁障碍；患者获得家庭和社会支持的程度；患者既往的精神病史；疼痛控制不佳的风险因素，如药物滥用史、神经病理性疼痛等。癌痛的顽固持续存在，使之比其他任何症状更易引起患者的心理和精神障碍，焦虑、抑郁等不良情绪能明显加重患者对疼痛的感知和体验。

（三）治疗

1.药物治疗

癌痛主要是药物治疗，应遵循WHO三阶梯镇痛原则。药物止痛治疗的第一步是选择镇痛药，第二步是选择辅助镇痛药。合理整合应用镇痛药和辅助药，有助最大限度缓解癌痛，减少止痛治疗的不良反应，提高患者的生活质量。

（1）非甾体类药：此类药对轻度痛，尤其对骨及软组织痛治疗效果肯定，同时对骨膜受肿瘤机械性牵拉、肌肉或皮下等软组织受压或胸腹膜受压产生的疼痛也有效，并可作为合并用药增强阿片类镇痛药作用。非甾体类药通过抑制前列腺素的合成，发挥解热镇痛及抗炎等作用。骨转移处癌细胞产生大量前列腺素，故非甾体类药对骨转移疼痛疗效较好。非甾体类药有许多潜在的严重不良反应，包括消化道溃疡及出血、血小板功能障碍、肝肾功能障碍、过敏反应等。当用量达到一定水平时，增加剂量不会增加镇痛效果，反可明显增加不良反应。因此，非甾体类药用量接近限制用量，未能理想缓解疼痛，不应盲目增加剂量，而应改用或合用其他类镇痛药。

（2）阿片类镇痛药：该类药物种类多，可选剂型多，无封顶效应，根据半衰期长短分两大类。短半衰期药物作用时间为3~4小时，较长半衰期药物可达8~12小时，最长者可达72时至1周。用阿片类药物需考虑各种因素，如年龄、性别、全身情况、肿瘤类型及疼痛程度和广度。药物有很大个体差异，常从小剂量开始，据临床经验行个体剂量滴定，尽快达到无痛。给药途径以无创为主，可选口服或透皮贴剂等。

（3）精神科药物：阿片类药物是治疗癌痛的主要药物，但精神科药物在癌痛管理中也有重要应用。联合精神科药物常可提高阿片类药物疗效；改善导致疼痛的并发症状从而镇痛；具有独立的止痛作用。可在三阶梯的全部阶梯中使用。常用联合药物有抗抑郁药、抗癫痫药、精神兴奋剂、抗精神病药物等。

目前的研究证据支持抗抑郁药可作为止痛联合用药来管理癌痛。抗抑郁药通过一系列机制包括抗抑郁作用、增强阿片类止痛药作用以及直接的止痛作用等机制达到止痛作用。抗抑郁药止痛的最主要途径是在五羟色胺能与去甲肾上腺素能通路上发挥重要作用。另一个可能的机制包括肾上腺与五羟色胺能受体效应，抗组胺作用以及直接神经作用，如直接抑制神经元阵发性放电及减少神经元上的肾上腺受体敏感度。有证据表明，三环类抗抑郁药具有特定的止痛作用被用于管理慢性神经痛以及非神经病理性疼痛综合征。阿米替林是研究最多的用于疼痛综合征的三环类抗抑郁药。此外，目前的SNRI类抗抑郁药文拉法辛、度洛西汀等均是有效的联合止痛药。抗抑郁药具有直接的神经痛与非神经痛止痛作用，临床上常与阿片类药物联合使用处理中重度癌痛。

抗癫痫药：抗癫痫药可治疗针刺样、痛觉敏感等特征的神经病理性疼痛。目前使用最广泛的有加巴喷丁和普瑞巴林，安全性相对较高，药物交互作用小。

2.非药物治疗

一项综述描述康复物理治疗对于癌痛的处理，包括调节伤害感受（如冷热、电刺激），稳定和卸载策略（如活动辅助设备），肌肉骨骼疼痛的康复方法（休息、冰敷、加压、深热疗、注射、肌筋膜放松、按摩和锻炼的组合）。然而，现有证据有限，这些治疗目前在癌痛管理中仅见治疗模式框架。

癌痛管理的心理和行为方法强调心理因素（情绪困扰、抑郁、焦虑、不确定性、绝望）对疼痛体验的作用。相关心理和认知行为治疗包括应对技能训练、催眠、认知行为方法和想象放松，这些治疗在高质量随机试验中证明可以降低疼痛的严重程度。

癌痛患者的教育和自我管理包括问题提示列表、疼痛日记、检查表和个性化疼痛管理计划。强调对低健康素养患者进行教育的必要性，还强调以患者为中心在提供教育方面的重要性，要认识到患者教育是动态和互动的特殊性。

（四）推荐意见

（1）需要对癌痛患者进行心理-生理-社会多维度的评估。

（2）癌痛治疗要在遵循三阶梯止痛原则基础上开展个体化管理。

（3）合理使用精神科药物作为多模式 MDT to HIM 镇痛的一部分。

（4）心理社会干预作为多模式 MDT to HIM 镇痛的一部分。

七、肿瘤相关性疲乏

（一）概述

肿瘤相关性疲乏（cancer related fatigue，CRF）是

一种痛苦而持续的主观感受，由肿瘤本身或肿瘤相关治疗所引起的包括躯体、情感和/或认知上的疲乏或耗竭感，且与近期活动量不符，影响患者日常功能。肿瘤患者普遍存在疲乏症状，不同文献报道肿瘤相关性疲乏发生率在29%～100%，且女性、年轻、失业及伴有明显焦虑和/或抑郁者疲乏更加严重。这种疲乏不能通过常规休息和睡眠得以缓解，会增加患者在疾病过程中的症状负担，明显降低患者总体生活质量。CRF的发生与放化疗、肿瘤进展及多种协同因素（如疼痛、贫血、焦虑、抑郁、睡眠紊乱等）的存在密切相关。有研究显示，与疼痛、恶心呕吐等症状相比，CRF对肿瘤患者生活质量的影响更为显著，并很可能导致控瘤治疗中断，直接影响治疗效果。

（二）诊断

根据国际疾病分类标准第10版（ICD-10），CRF的诊断标准如下。

在过去1个月内持续两周及以上，每天或几乎每天出现以下症状或情形。

（1）有明显疲乏、精力减退或需要更多休息，与近期活动量改变不成比例，同时伴有如下症状中的5个及以上：①全身无力或肢体沉重；②注意力不集中；③情绪低落，兴趣减退；④失眠或嗜睡；⑤睡眠后仍感精力不能恢复；⑥活动困难；⑦因疲乏引起情绪反应，如悲伤、挫折感或易怒；⑧因疲乏不能完成原能胜任的日常活动；⑨短期记忆减退；⑩活动后疲乏症状持续数小时不能缓解。

（2）这些症状对患者社交、职业或其他重要职能领域造成严重痛苦或损害。

（3）有病史、体检或实验室检查报告，证明CRF是由肿瘤或其治疗引起。

（4）CRF不是主要由于肿瘤及其治疗伴发的精神疾病所引起，如重度抑郁、躯体化障碍、躯体形式障碍或谵妄。

（三）筛查与评估

由于疲乏在肿瘤患者中的高发生率以及给患者各项功能和总体生活质量带来的影响，学界达成共识，确认筛查在CRF管理中的重要性，应在患者初次就诊时就行CRF筛查，筛查所有肿瘤患者是否存在疲乏以及疲乏的严重程度。可采用数字分级法（numerical rating scale，NRS）进行筛查和评级，其中0分表示无疲乏，1～3分为轻度疲乏，4~6分为中度疲乏，7~10分为重度疲乏。

进一步筛查可选择目前已有研究证实其心理测量学数据的量表。简明疲乏量表（brief Fatigue inventory，BFI）包括疲乏的严重程度和对生活带来的影响。其结构效度及内部一致性较好，已在多个国家不同癌种患者中得到数据证实；肿瘤治疗功能评估-疲乏量表（function Assessment of cancer therapy-fatigue，FACT-F）是一个仅针对疲乏严重程度的单一维度量表，包括13个条目，研究显示FACT-F的重测信度（0.90）及内部一致性（0.95）较好，可用于肿瘤临床。目前临床中还有其他量表可供选择，如Piper疲乏修订量表（the revised piper fatigue scale，PFS-R）等，可根据临床工作需求考虑不同选择。

（四）治疗

疲乏的干预措施首先应考虑改善导致疲乏的潜在因素，如改善疼痛，焦虑、抑郁，睡眠紊乱等症状，纠正贫血，改善营养不良，调整加重疲乏的药物等。在此基础上针对疲乏主观症状给予整合干预，包括药物干预和非药物干预，非药物干预主要分为：①一般处理；②躯体活动、锻炼；③教育和心理社会干预。在干预后需积极随访，及时评估疗效并了解患者需求。

1.非药物治疗

系统回顾和Meta分析显示不同形式的运动可助患者改善疲乏，但无文献报道具体哪种运动形式与其他形式相比存在优势。一项纳入133项随机对照研究的系统分析显示，体能锻炼及心理干预等非药物手段疗效确切且优于药物干预。其他有效的非药物干预手段还包括瑜伽、按摩、针灸、营养咨询、认知行为、失眠治疗等。另一项Meta分析纳入72个随机对照研究共5367例肿瘤患者，结果发现与对照组相比，体能锻炼对减轻疲乏有中等程度的效果（SMD，−0.45，95% CI −0.57～−0.32，$P \leqslant 0.001$），同时改善的还有抑郁和睡眠紊乱，不同类型的锻炼效果无差异。体能锻炼目前无统一模式，通常建议每日30分钟中等程度的锻炼，每周至少3～5小时。锻炼为个体化，要根据患者的身体条件逐步递进，有以下情况时锻炼要谨慎：①骨转移；②血小板减低；③贫血；④发热或活动性感染；⑤由于转移或其他共患疾病导致活动受限；⑥存在安全隐患，如跌倒风险高的患者。此类有风险的患者应推荐至康复专科医生处理。

Goedendorp等发表一篇系统综述纳入27项研究共计

33324例正在接受治疗中的患者，大部分为乳腺癌。结果显示，纳入系统回顾的5项专门针对疲乏的心理干预的随机对照研究中，有4项效果显著，且有3项随机对照研究中，疲乏缓解持续到随访阶段。心理社会干预通过让患者放松来减少应激以及HPA轴的激活，这是目前较为认可的干预发挥作用的机制。Marieke等发表的一篇随机对照研究展示了针对疲乏设计的认知行为治疗可有效改善患者疲乏的严重程度和功能受损程度。

2.药物治疗

一项关于疲乏药物治疗的Cochrane系统回顾纳入了31项随机对照研究（$n=7104$），分析中枢兴奋剂（哌醋甲酯、莫达非尼），造血生长因子，抗抑郁药与安慰剂，常规治疗或非药物治疗方法的对照。结果显示，哌醋甲酯在一部分小样本和一项大样本的随机对照研究中与安慰剂对照可以获益，但大样本研究中显示仅具有较小的疗效，特别对进展期肿瘤患者。而莫达非尼也因会引起明显不良反应（如眩晕、恶心、呕吐）与安慰剂对比仅显示微弱优势；同样，造血生长因子也因明显不良反应而未被指南列入常规治疗CRF的药物中。另一项系统回顾纳入5项随机对照研究（$n=498$）显示哌醋甲酯延长治疗时间可获得到更好疗效，倾向于中枢兴奋剂对疲乏的积极作用。

目前多数研究结果显示，抗抑郁药（如5-羟色胺再摄取抑制剂）可有效改善抑郁，但并不能缓解 CRF，疲乏患者伴有抑郁症状时可考虑使用。安非他酮通过阻断去甲肾上腺素和多巴胺再摄取达到抗抑郁效果，对低动力抑郁症患者有独特优势，可起精神兴奋性作用，考虑其可能在 CRF 中有治疗作用，但目前仅有数量有限的研究且多为开放实验，得出的获益效果较弱，临床应用尚需更多严谨设计的随机对照研究提供证据。

中医药在改善 CRF 方面也有一定作用，但都缺乏大样本随机对照研究，证据等级较低，需要更大样本、设计更为合理的临床研究验证。国内一项随机对照研究（$n=70$）显示，人参养荣汤可改善晚期非小细胞肺癌、大肠癌化疗患者的疲乏症状，并可相应改善患者的一般活动情况、情绪、正常工作、享受生活及行走能力，对患者总体生活质量、躯体功能及呼吸困难情况也有较明显改善。

中医传统疗法包括按摩、针灸等对 CRF 疗效确切。一项系统综述纳入 18 项随机对照研究，共 950 例乳腺癌患者，结果发现规律接受按摩的患者负性情绪和疲乏得到改善。目前按摩的时间和频次没有统一规定，远期疗效尚不确定。已有研究证实，针灸可改善肿瘤患者的CRF。

（五）推荐意见

（1）推荐在肿瘤患者初次就诊时筛查CRF，快速评估可使用NRS量表，对轻度CRF患者（NRS评分1～3分）进行健康教育，对CRF进行持续监测及再筛查；对中重度CRF患者（NRS评分为4～10分）进行整合全面评估。

（2）推荐用非药物干预方法提供支持，如患者教育、运动疗法、心理社会干预等。

（3）药物治疗不作为首选，评估患者躯体状况及药物风险后可尝试中枢兴奋剂、抗抑郁剂、中药制剂等。

八、预期性恶心呕吐

（一）概述

预期性恶心呕吐（anticipatory nausea and vomiting，ANV）是一种肿瘤化疗常见的不良反应，是化疗所致的恶心呕吐中一种比较特殊的类型，其定义为：患者已经历两个以上周期化疗，在下一次化疗药物使用前即开始恶心呕吐。ANV的特点会被一些与化疗相关的环境因素诱发，如闻到医院味道，看到装有化疗药物的治疗车，听到化疗药物的名称，甚至看到化疗期间为自己输液的护理人员都会出现恶心呕吐反应。一旦ANV发生，常规镇吐治疗，例如5-HT$_3$拮抗剂昂丹司琼都几乎起不到缓解作用。国内外最新文献报道，预期性恶心发生率在8.3%～13.8%，预期性呕吐发生率在1.5%～2.3%。

（二）诊断

目前对于ANV诊断主要根据临床表现。患者之前接受过化疗，且化疗后出现过恶心呕吐，在下一次化疗前，如果患者被化疗相关因素（例如走进医院、住进病房、听到化疗药名称等）所诱发，产生恶心呕吐并伴焦虑或恐惧情绪，在排除疾病和药物因素前提下，就可考虑诊断为ANV。

（三）评估

目前对于ANV的评估还只是关注症状发生的时间和强度，尚无评估症状和相关心理因素且专门针对预期性恶心呕吐的评估工具，特别缺乏在ANV发生前就能做出预测其发生的评估工具。

（四）干预

1. 药物治疗

ANV 发生时，用快效、短效的苯二氮䓬类药物有助控制恶心呕吐症状。《肿瘤治疗相关呕吐防治指南》中也推荐使用苯二氮䓬类药物降低 ANV 的发生，可用药物有阿普唑仑和劳拉西泮等，同时指出其有效性随化疗的持续而倾向于下降。第二代抗精神病药物奥氮平能有效缓解其他常规镇吐药无法控制的化疗引起的恶心呕吐，从而有效预防 ANV 的发生。

《肿瘤治疗相关呕吐防治指南（2019 版）》中提到患者接受中、高致吐风险药物化疗时，可使用含有奥氮平的三联方案用于恶心呕吐的预防，口服 5 ~ 10mg，每日 1 次。大样本（n=380）随机双盲安慰剂对照研究显示，对接受高致吐性化疗药物治疗的患者，首次化疗第 1 天到第 4 天给予奥氮平每天 10mg 能显著降低恶心发生率，且无患者因不耐受奥氮平的不良反应而退出研究。奥氮平在预防化疗引起的恶心呕吐方面明显优于其他镇吐药物，剂量每天 5mg 与 10mg 未见明显的效果差异，为了降低药物不良反应，推荐使用 5mg。

2. 非药物干预

（1）心理干预

系统脱敏最早用来治疗恐惧症，而 ANV 的发生机制与表现特征与恐怖症有很多相似之处，因此系统脱敏也广泛被用于缓解 ANV。系统脱敏疗法中会使用到渐进性肌肉放松训练以及引导想象的技术。

催眠疗法是最早用于治疗 ANV 的心理疗法。系统性综述报告催眠能显著缓解化疗引起的恶心呕吐。目前催眠疗法在预防 ANV 的作用尚缺乏大样本的随机对照研究。目前催眠疗法常被用于儿童和青少年患者，因为青少年更易被催眠。

生物反馈疗法：利用生物反馈来缓解 ANV 的严重程度，主要是让患者达到一种放松状态来实现。

正念放松和音乐放松疗法：一项随机对照研究显示，接受化疗的肿瘤患者随机分为正念放松、音乐放松和常规干预三组，结果发现，在治疗中期，正念放松组和音乐放松组 ANV 发生率低于常规治疗组，但在治疗结束后并没有明显差异。

（2）其他干预

除心理干预外，有些针灸法或耳穴豆压法也可用来缓解化疗引起的恶心呕吐。Rithirangsriroj等对70例化疗的妇科肿瘤患者进行的随机对照研究发现，针灸治疗组（针灸刺激P6）延迟性恶心呕吐的发生率及严重程度要低于常规药物治疗组（昂丹司琼）。国内有文献报道，耳穴压豆疗法配合积极的心理暗示，治疗ANV有效率达87%。某些中药制剂也可以缓解化疗引起的恶心呕吐，其中研究最多的是姜，有一项大样本（n=576）研究发现，在化疗前3天患者每天服用姜0.5~1.0 g能有效减少化疗引起的急性恶心呕吐，从而减少ANV的发生。

目前ANV干预的证据等级比较高的研究多来自国外，国内关于肿瘤化疗病人ANV研究的证据等级比较低，大部分研究缺乏对随机方法的详细描述，所有研究都未涉及盲法、随访及意向性分析，因此，尚需努力证实其不仅有效，而且有理。

（五）推荐意见

（1）预防ANV最好方法是最大限度控制急性和延迟性恶心呕吐。

（2）推荐使用苯二氮䓬类药物降低ANV的发生率。

（3）对接受高致吐性化疗的患者，推荐使用奥氮平预防ANV的发生。

（4）行为治疗，特别是渐进性肌肉放松训练、系统脱敏、催眠可用于治疗ANV。

九、厌食及恶病质

（一）概述

厌食（anorexia）是指因食欲下降或消失，导致进食量下降和体重降低，是晚期肿瘤患者的常见症状。恶病质（cachexia）以持续性骨骼肌丢失（伴或不伴脂肪组织丢失）为特征，不能被常规营养支持完全缓解，逐步导致功能损伤的多因素综合征。

新诊断的肿瘤患者中50%存在厌食，晚期患者中70%存在厌食。恶病质困扰至少50%～80%的肿瘤患者，在临终前1～2周可达86%。厌食和恶病质会影响患者的治疗、增加治疗不良反应，降低患者的生活质量。恶病质会缩短患者生存期，甚至直接造成至少20%肿瘤患者的死亡。

（二）诊断

目前较公认的肿瘤恶病质的诊断标准是2011年欧洲缓和医疗研究协作组发布的国际专家共识，包括：①无节食条件下，6个月体重下降＞5%；②体质指数（BMI）＜18.5kg/m^2（中国人）及体重下降＞2%；③四肢骨骼肌指数符合肌肉减少症（男性＜7.26 kg/m²；女性＜5.45 kg/m²）及体重下降＞2%。

（三）评估

恶病质的全面评估包括三方面。①身体成分：可以通过 CT、磁共振、双能 X 线吸收法或生物电阻抗分析法来评估身体成分。②生活质量：可以采用生活质量评估量表。③生理功能：包括体能状况、手握力测定、起立行走计时测定、6 分钟步行测试、体动记录。其中握力是评价肌力的重要指标，握力可有效应用于营养评估，一般以 kg 为单位，国际标准测量握力的工具是 Jamar 握力器。

（四）治疗

1. 病因治疗

对厌食和恶病质患者根据预期生存期的不同，给予不同的治疗指导，推荐早期和多模式干预。临床常采用个体化多学科整合治疗即 MDT to HIM 模式，在针对可控病因进行治疗基础上，给予营养治疗（见肿瘤营养治疗指南）、药物治疗（包括精神科药物）、心理治疗等。

首先评估并确定导致患者厌食的原因，在明确厌食原因后，针对可逆性原因进行治疗。疼痛、肿瘤治疗引起的恶心呕吐、疲乏等均会导致患者出现厌食，应积极控制疼痛，改善因放化疗引起的恶心呕吐，改善疲乏等。评估患者是否伴有口腔问题，如口腔溃疡、口腔念珠菌感染，给予对症治疗。抑郁的患者会出现食欲减退，应转诊到精神科或请精神科医生会诊，若符合抑郁诊断标准应给予抗抑郁治疗。

2.药物治疗

主要包括孕激素、糖皮质激素，还包括精神科药物米氮平和奥氮平。

（1）孕激素：既往研究显示孕激素能在一定程度上改善恶病质，但最新系统综述指出，甲地孕酮不能有效改善晚期肿瘤患者的厌食和恶病质，且大剂量应用时，有明显血栓栓塞风险。

（2）糖皮质激素：糖皮质激素也被报道能改善恶病质，推荐短期使用糖皮质激素如地塞米松 3～4 mg/d 改善终末期肿瘤患者的厌食/恶病质。

（3）米氮平：米氮平用于厌食/恶病质的推荐剂量为 7.5～30 mg/d，可每晚服用。一项 II 期研究表明米氮平（15～30 mg/d）可改善肿瘤恶病质患者的食欲和体重。但最新的随机双盲安慰剂对照研究显示，米氮平

（15 mg/d）在改善肿瘤恶病质患者的食欲方面并不优于安慰剂。

（4）奥氮平：研究表明，奥氮平用于厌食/恶病质的推荐剂量为5 mg/d，可改善肿瘤厌食，增加体重，与甲地孕酮联用时可增加甲地孕酮的疗效。近期一项回顾性研究显示，无恶心症状的肿瘤患者服用奥氮平后3天内，食物摄入量增加，表明奥氮平对厌食有改善作用，与它的止吐作用无关，该研究中奥氮平的有效剂量为1.5 mg/d。

3.非药物治疗

（1）营养教育和膳食指导：营养教育和膳食指导是营养治疗的首选，要贯穿于肿瘤诊疗的全过程。系统综述表明营养教育和膳食指导是最常用的营养干预措施。

（2）运动：最新综述显示，运动可延缓恶病质进程，维持肌肉量和肌肉功能，改善恶病质症状如食欲减退和厌食，恶病质患者通过抗阻运动可从体重和肌肉质量的增加中获益。在专业人员指导下，适度运动锻炼对肿瘤恶病质患者是安全的。

（3）心理治疗：系统综述显示，影响肿瘤恶病质患者心理状态的主要因素包括对肿瘤恶病质不可逆转的本质缺乏认识，以及通过营养治疗增加体重的尝试失败；患者和照顾者应对策略的不同会影响恶病质的心理社会效应，早期识别这些心理社会效应有助于患者通过心理社会干预改善生活质量。另一篇系统综述显示，对肿瘤恶病质患者提供支持性干预时，医护人员应告知患者及家属恶病质的全面影响，应采用心理社会、教育和沟通策略来帮助患者和照顾者应对恶病质。最新的一项随机对照可行性研究发现以家庭为中心、心理社会为基础的营养干预有可能为营养不良风险患者或已经出现营养不良的患者带来益处。

（五）推荐意见

（1）推荐使用糖皮质激素改善肿瘤厌食和恶病质。

（2）推荐使用米氮平改善肿瘤恶病质患者的食欲和体重。

（3）推荐使用奥氮平改善肿瘤患者的厌食和体重。

（4）推荐使用营养教育和膳食指导改善肿瘤厌食和恶病质患者的营养摄入。

（5）推荐使用运动改善肿瘤的厌食和恶病质。

（6）推荐使用心理治疗改善恶性肿瘤患者厌食和恶病质的情况。

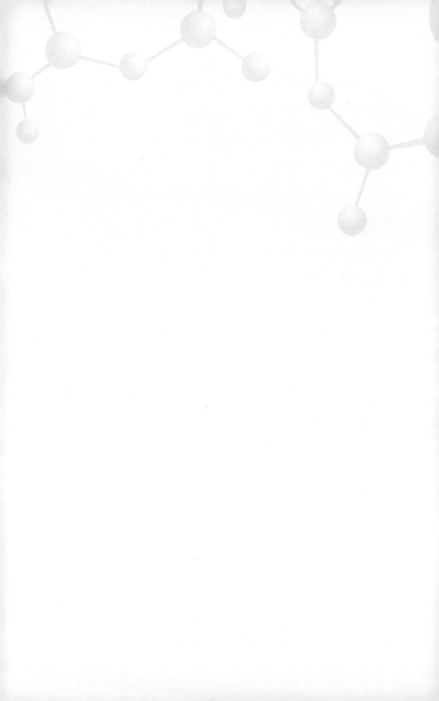

第三章

心理治疗

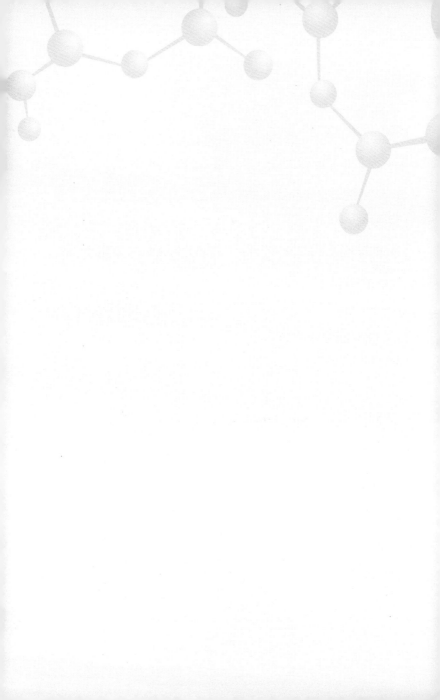

一、概述

作为一种威胁生命的重病，肿瘤及其治疗给患者带来的不仅是身体痛苦，更有心理创伤。肿瘤患者常常会产生焦虑、抑郁等不良情绪，晚期患者还面对生存危机、死亡焦虑及无意义感。将心理治疗融入肿瘤常规照护中既符合患者需求，也是高品质肿瘤照护的标准之一。随着心理社会肿瘤学发展，越来越多针对不同肿瘤患者人群的心理治疗模型被开发，也有越来越多的高质量随机对照研究，以及基于多个随机对照研究的Meta研究证明心理治疗不仅能改善肿瘤患者的情绪，提高其生活质量，甚可改善患者的生存。

（一）治疗目的

肿瘤心理治疗的目的包括：改善患者的不良认知；改善患者心身症状（如焦虑、抑郁、失眠、ANV等）；帮助患者应对和适应患癌后的改变（如自我认知变化、体象变化、角色变化等）；促进患者与重要他人（如家人、朋友、医疗团队等）之间的沟通，改善人际关系；提高生活质量，甚至改善患者生存（降低复发率、延长生存期、降低死亡风险等）。对生存者而言，心理治疗的目的是帮助他们更好地回归生活、回归家庭、回归社会；对晚期患者而言，心理治疗的目的还包括帮助患者做好临终前的准备，从容面对死亡、提高死亡质量。

（二）治疗适应证

恶性肿瘤患者在疾病的不同阶段（诊断初期、积极治疗期、治疗结束后的康复期、疾病进展期、生命终末期），以及家属在居丧期，会面临不同的心理痛苦。目前肿瘤心理治疗种类的发展越来越成熟，针对不同人群、不同具体问题具体的心理治疗方法不断涌现。只要患者存在心理痛苦并有接受心理治疗的意愿都应考虑给予心理治疗，治疗方法的选择要根据癌种、分期及心理痛苦的种类等具体评估确定。

（三）治疗原则

1.以患者的需求为导向

治疗师应对不同癌种，不同疾病分期、不同治疗阶段患者的心理特点有所了解，还应对不同类型肿瘤患者可能会接受何种控肿瘤治疗有所了解。这些必要的知识有助于心理治疗师成为肿瘤患者多学科整合照护MDT to HIM团队的一部分，从而了解和理解患者的病情以及他们的担心。具体给予患者何种层次的心理干预以及具体干预的内容要以患者需求为导向，治疗师还要整合考虑患者的病情及生存期等因素为患者制定具体的干预方案。

2.制定有弹性治疗框架

与健康人不同，肿瘤患者的心理状态会受到病情变化、治疗因素与治疗团队和照护者关系的影响，因此治疗目标和治疗框架会根据这些因素的变化而做出相应调整，例如当患者病情进展或面对较为艰难的治疗抉择时，常需将患者家人也纳入到治疗决策中来。

3.全面了解患者的生命故事

治疗师需对患者有全面了解，包括患者的文化背景、家庭背景、世界观、价值观、信仰，以及个人对疾病的理解、看法和解释。因此，治疗师如能丰富自己对其他文化、习俗、信仰的知识会有助于在治疗过程中更好地理解和帮助患者。很重要的一点是，治疗师在治疗过程中要对患者的价值观保持尊重和好奇心，这样才有利于治疗联盟的建立。

4.治疗设置的特殊性

对门诊患者，治疗常需固定在每周相同时间。即使患者在治疗师所在的医院住院，也尽量提前和患者约好治疗时间，有任何日程上的改变都应该尽早通知患者，因为肿瘤本身具有很多不可预测性，会给患者带来很多不确定感，清晰而稳定的日程安排能在一定程度上给患者心理带来一种控制感和稳定感，缓解患者的焦虑。

当患者在治疗中表现得不够投入时，治疗师应首先评估患者无法投入的原因，如患者不是只对心理治疗无兴趣，而是对其他的人或事都提不起兴趣，那要评估患者是否出现了抑郁。对抑郁患者，可考虑给予一些行为治疗或精神科药物治疗，改善他们的情绪和精力。如果患者表示这种状态自己感觉很平静，很舒适，那此时可以帮助患者家属去理解患者这种顺其自然的心态。

当患者状态好时可以步行或在他人协助下借助轮椅进入心理治疗室接受治疗，但当患者病情进展或是需要住院时，安静的化疗输液室、单人病房等都可能成为我们进行心理治疗的场所。当患者居所离治疗师非常远，交通不方便时，还可考虑以视频或电话的方式与患者沟通。

5.治疗内容和治疗过程的特殊性

大部分肿瘤患者从得知诊断起就会强烈感受到自己生命被缩短了，以及由此带来的时间紧迫感。因此，在心理治疗过程中，需给患者一个反思空间去考虑过去、现在和未来，在这样的空间中让患者拥有对生与死的双重觉察，即尽管死亡是有可能发生的，但我现在还活着，生的希望还存在。治疗过程中生与死的叙事交替出现，治疗师应当对这两种谈话内容都保持开放和接纳的态度。

离别、失落和哀伤也是在肿瘤患者的心理治疗中经常出现的主题。治疗师应当允许患者去展开这些主题，并探索患者的文化背景、家庭背景、以往经历和应对离别、失落以及哀伤的方式。治疗师要根据自己的经验对患者进行评估，及时发现那些有较高风险会发展为焦虑、抑郁或病理性哀伤的患者。

6.治疗关系的特殊性

良好的治疗关系会给患者带来安全感和稳定感，也会让患者感到有希望。与其他心理治疗一样，移情和反移情都有可能出现。治疗关系的结束有时是因为到了治疗计划设置的终点，也有可能是因为患者的病情恶化或去世导致的突然的治疗中断。选择合适的时间来终止治疗关系是对治疗师临床经验和工作能力的挑战，因为有时治疗结束也意味着意识到患者的生命即将走到终点。这时候治疗师可以诚实地表达自己对离别的悲伤，也要给患者充分表达悲伤的机会和空间，但不强求患者来表达悲伤，如果患者并不想表达悲伤，要尊重患者的选择。

二、治疗方法及疗效证据

（一）一般性心理治疗

1.支持性心理治疗

支持性心理治疗（supportive psychotherapy）是肿瘤心理治疗中最基本的心理干预方法，几乎适用于所有肿瘤患者。支持性心理干预是指治疗师在相互尊重与信任的治疗关系中，帮助患者探索自我，适应体象改变和角色转换，强化自身已存在的优势，促进患者情绪的改善和对疾病的适应性应对。

支持性心理治疗可以单独进行，也可作为整合干预手段的一部分出现，通常以团体方式进行。支持-表达团体心理治疗（supportive-expressive group psychotherapy，SEGT）是专门为肿瘤患者开发的一种支持性团体治疗模型，主要用于处理肿瘤患者所面临的最基本的生存、情绪及人际关系问题的团体治疗，其涵盖的基本内容包括：面对生存危机、促进情感表达和充分利用社会支持。最初的团体形式以面对面的小组为主，随着科学技术的发展，互联网和智能手机的普及，支持表达团体小组也可通过网络在线进行。

2018年发表的一篇纳入22项随机对照研究（$n=$4217）的Meta分析显示了应对技能训练对于化疗期的患者获益显著，在干预过程中明确干预目标非常关键。

2019年发表的一项系统综述评价了基于互联网的心理社会干预对患者心理痛苦和生活质量的改善作用，纳入19项随机对照研究，干预内容基本上都在支持治疗的范畴，包括提供信息、应对技能训练、提供社会支持、压力管理、症状管理等内容，研究显示基于互联网的支持性心理干预是可行的，而且会让患者潜在获益，但纳入分析的这些干预异质性较高，而且均来自于西方国家。但基于互联网的心理支持治疗是未来值得进一步探索的干预方式。

2.教育性干预

教育性干预（educational intervention）是指通过健康教育，提供信息来进行干预的方法，教育内容包括：疾病及治疗相关信息、行为训练、应对策略和沟通技巧以及可以利用的资源等。其中，行为训练即通过催眠、引导想象，冥想及生物反馈训练等教授患者放松技巧；

而应对技巧训练则通过教授患者积极的应对方式和管理压力的技巧来提高患者应对应激事件的能力。

教育性干预尤其适用于诊断期、治疗期和治疗结束后初期的肿瘤患者。对那些可能对疾病诊断、治疗、预后有误解，甚至没有概念，以及对询问这类信息抱有迟疑态度的患者，教育性干预不仅提供有关疾病诊断和治疗的具体信息，还增强了他们的应对技巧。研究结果显示，以提供信息为主的单纯教育性干预或许会有帮助，但当教育干预作为整合性干预的一部分时，干预的有效性更为明显。

Weisman 等发现，无论教育性干预是以教授患者认知技巧训练为内容，还是以教给患者澄清、表达情绪以及明确个人问题的方法为内容，均能有效降低患者的心理痛苦。2018 年发表的一项世界多中心大样本（$n=408$）非随机对照研究报告显示，放疗医生在放疗计划制订之前以及放疗首日给予乳腺癌患者教育性心理干预，能帮助患者减轻心理痛苦，更好地为接受放疗做准备。教育性心理干预内容主要包括：放疗操作的步骤、接受放疗时可能会出现的感受以及如何缓解放疗前的焦虑情绪。因为该研究受试均为乳腺癌患者，且患者自愿选择是否接受干预，因此可能会带来取样偏倚，影响研究结果，今后还需随机对照研究，在其他瘤种的患者进一步验证。2021年发表的一篇纳入12项随机对照研究（$n=2374$）的Meta分析显示提供信息支持能改善老年患者的抑郁和生活质量，结果具有统计学意义。2022年发表的一篇纳入27项随机对照研究（$n=7742$）关于乳腺癌患者心理教育干预疗效的系统综述和Meta分析显示，心理教育能有效改善乳腺癌患者焦虑并提高生活质量，但对诊断检查和治疗的依从性、抑郁和乳腺癌知识提高方面未见显著改善。近年来有很多基于互联网的在线教育性干预的研究出现。2019年发表的一篇Meta分析纳入了2007—2016年发表的8项应用远程技术的心理教育干预随机对照研究，结果显示基于电话、互联网、邮件等远程技术的心理教育干预能减轻肿瘤患者心理痛苦，提高生活质量，但组间差异显著且效应量较小。

3.认知行为疗法

认知行为治疗（cognitive behavioral therapy，CBT）是通过帮助患者识别他们自己的歪曲信念和负性自动思维，并用他们自己或他人的实际行为来挑战这些歪曲信念和负性自动思维，以改善情绪并减少抑郁症状的心理治疗方法。

认知行为治疗常用技术包括识别自动化思维、确认和评估情绪、评价自动思维、放松技术、生物反馈训练、日记表技术、分散和集中注意力技术、家庭作业等。

美国精神病学会诊疗指南指出，在心理治疗中认知行为治疗和人际心理治疗是改善重度抑郁最有效的方法。英国国家卫生与临床优化研究所通过文献综述也指出，对成年慢性疾病共病抑郁的患者，认知行为治疗的疗效是最有确切证据的。2015年发表的一篇对早期乳腺癌生存者认知行为治疗随机对照研究的长期随访（干预后11年进行随访）发现，在术后及早接受认知行为治疗的干预对她们的远期心理社会功能和生活质量有积极影响。2022年发表的一篇Meta分析，纳入了1986—2021年发表的，评估认知行为干预对于肿瘤生存者疗效的95项随机或非随机对照研究，发现CBT在改善肿瘤患者面临的六类功能健康结局（疲劳、失眠、疼痛、认知障碍、一般功能健康和其他功能结果）方面的有效性均有统计学意义，治疗效果最强的是失眠，其次是疲劳，对疼痛的影响最小，但统计上仍显著。CBT在多种实施方式下（面对面/远程/技术支持等）仍然有效，无论受试人群是单一瘤种或多瘤种的患者，该研究支持CBT在肿瘤患者人群中的多功能性和广泛使用。2022年一篇关于CBT失眠疗法（CBT-I）对肿瘤生存者失眠疗效的Meta分析纳入了22项随机对照研究，结果显示CBT-I对肿瘤生存者的失眠是一种有效的治疗方法，同时也有助于改善在肿瘤诊断、治疗中出现的其他症状，因此，CBT-I应推荐作为肿瘤生存者失眠的一线治疗，对无法来医院接受面对面心理治疗的患者，应推荐自助CBT-I疗法。

4.叙事疗法

叙事疗法是一种后现代主义干预形式，其关注点是患者带到治疗过程中的故事、观点和词汇，以及关注这些故事、观点和词汇对患者本人、家人、周围人产生的影响。叙事疗法将心理治疗关注焦点从个体的自我身上转移到个体所纠结的问题上，通过一系列探寻，帮助患者将自我和自己所遇到的困扰分解开来。这种将人和问题分解开来，把注意焦点放在问题上的过程就是外化。

叙事治疗常用技术主要包括外化交谈、重忆和局外观察者的反馈。

（1）外化包括命名问题、询问影响、评估影响和论证评估，运用背景、命名、改换指称等方式帮助患者领悟到人与问题的不同。例如，询问患者"能告诉我最近您因为什么事而感到痛苦吗?"

（2）重忆是指引出一些过去的记忆和故事。我们之所以成为现在的我们，很大程度上受到与我们一起生活的人、亲密的人、有重要意义的人、陪伴我们的人、激励我们的人、不理解我们的人的影响，这种影响在生病后依然存在。

（3）局外观察者的反馈是指局外观察者反馈对交谈的一些印象和理解等，局外观察者最好能认真积极地倾听，并富有同情心地和平等地对交谈进行评价。局外观察者可表达自己的感受，但不要对患者提建议。不管局外观察者是由谁邀请进入的，治疗师都会让患者评价治疗师与局外观察者的对话。

肿瘤患者在得知诊断后，其生活、工作、家庭、人际关系、生命意义、价值观、人生观都会面临重大改变，叙事疗法在帮助患者面对改变，重新寻找生活和生命的掌控感方面具有重要意义，帮助患者重新找回"我"。从某种意义上来说，叙事治疗是通过叙事来塑造身份，帮忙应对看似没有现实解决方案的问题，比如死亡与丧失。

2022年发表的一项伊朗的小样本单臂设计研究显示，叙事疗法能有效改善皮肤癌女性的性功能，减轻夫妻之间的情感耗竭。2021年发表的一项来自中国的随机对照研究（$n=100$）显示，叙事疗法通过提高自尊和改善社交有效减轻口腔癌患者的病耻感。

（二）促进心理康复的干预方法

对肿瘤生存者，一方面他们可能仍然承受着控瘤治疗带来的副反应（如体象改变、疼痛、疲劳、手脚麻木等），另一方面要面临着重新回归生活和工作的挑战，同时很多患者还不可避免地体验着对复发转移的恐惧。针对以上具体问题常用心理干预方法包括：正念疗法、接纳承诺疗法、克服恐惧疗法。

1.正念疗法

正念（mindfulness）是指自我调整注意力到即刻的体验中，更好地觉察当下的精神活动，对当下的体验保持好奇心且怀有开放和接纳的态度。正念减压训练（mindfulness-based stress reduction，MBSR）是所有正念疗法中研究最多，也最成熟的一种治疗方法，能够帮助患者纾解压力，从认知上完完全全地接纳自己。

2000年，Speca等对MBSR进行了适应性调整，并将其应用于肿瘤患者，此后愈来愈多有关正念的研究开始出现在肿瘤学领域。肿瘤患者正念减压训练的效果多体现在心理和躯体症状的改善。研究显示，肿瘤患者的正念干预能改善心境、睡眠、疲劳、心理功能、心理社会调节、减轻压力、增强应对和身心健康。此外，参加正念干预的患者在面对肿瘤诊断时，能做出更积极地调整，并且表现出更好的内在控制。正念减压训练在情绪障碍方面能取得即时效果，这种效果在一年后的随访时仍然存在。除了心理方面的改善，参加正念减压训练的肿瘤患者还可在生理方面取得明显改善。正念中的冥想能明显地改善肿瘤患者的睡眠状况，降低其心率和静息收缩压。正念干预还能影响患者的免疫功能和内分泌指标。

正念干预多以线下团体的形式进行。但对治疗期间身体状况受影响的患者和因各种现实原因无法去往干预现场的患者，参加干预就会变得较为困难，比如身体状况不允许、距离太远、时间安排困难，因为焦虑抑郁等状况而行动力不足等。这些患者可能正是更需要心理干预的人群。随着科技发展，正念作为一种能通过互联网在线实施的干预方法，有潜力为更多的肿瘤患者提供帮助。2010年加拿大的LindaCalson团队在MBSR基础上发展了正念肿瘤康复项目，并多次开展随机对照研究验证了该干预方式在改善患者症状（如疼痛、失眠、疲劳等）、心理痛苦和生理指标（炎性因子、唾液皮质醇戒律，端粒酶）的作用。2016年发表的一项大样本随机对照研究（$n=271$）对比了正念肿瘤康复项目与支持表达干预对于乳腺癌生存者的长期疗效，结果显示正念肿瘤康复的长期疗效显著优于支持表达干预，患者在干预结束一年后获益更为明显，能够长期、有效改善患者对肿瘤的应对。

2020年发表的一项Meta分析纳入了截至2019年5月前发表的关于正念疗法在成年肿瘤患者中使用的27项随机对照研究，其中包括两项来自中国的研究，结果显示正念疗法能够有效改善患者的焦虑、抑郁情绪，疗效在干预结束6个月后仍然显著。2021年发表的一项纳入21项随机对照研究（$n=2239$）的Meta分析显示正念疗法能改善肿瘤生存者的疲劳，但由于研究样本偏移证据等级较低。

2.接纳承诺疗法

接纳承诺疗法是（acceptance- commitment therapy，ACT）是一种基于认知行为治疗的心理干预方法，ACT的核心在于接纳那些无法控制的心理事件，然后承诺采取那些能丰富自己生活的行动。应用正念、接纳、承诺和行为改变来创造心理的弹性，能够接纳自己的认知，活在当下，选择适宜的价值观，并付诸行动。简言之，ACT的目标是帮助患者开创丰富、充实且有意义的生活，同时接纳生活中不可避免的痛苦。

ACT包括六大核心治疗步骤。

（1）接纳：帮助患者建立一种积极而无防御的态度，不批判，也不试图改变，允许所有想法和感受就是它本来的样子。

（2）去融合：通过调整思维、想象和记忆的功能以及个体与它们的相互作用，与我们的想法拉开距离，退后一步去观察这些内容而不陷入其中。

（3）以己为景：患者能以自我为背景，使用去融合和接纳方式探索自己的思想和感受。通过以己为景，患者的"自我"概念获得改变，从一种被评价的概念性自我，转变成一种作为各种心理事件载体的自我。

（4）体验当下：指我们要有意识地注意到此时此刻所处的环境及自己的心理活动。将注意力放在当前的情景与正在发生的事情上，而不是过去或将来。

（5）澄清价值：帮助患者想清楚，在自己的内心深处，想要什么样的生活？在生活中，赞成或反对什么？在这一生中，想要做些什么？什么又是真正重要的，从而明确生活的方向和目标。

（6）承诺行动：在价值引导和促进下，采取有效的、可持续的、发展的行为模式。帮助患者将价值落实到具体的短期、中期、长期目标并加以实践。

2020年发表的一篇关于ACT改善抑郁的Meta分析纳入了2010—2018年发表的18项随机对照研究（$n=1088$），其中4项为高质量研究，其余14项为中等质量研究，结果显示ACT能有效改善肿瘤患者抑郁症状，效果在干预结束后3个月随访时依然显著，但目前研究还缺乏更长期随访的数据。2020年发表的一项前瞻性随机对照研究（$n=91$）显示ACT在改善早中期乳腺癌生存者复发恐惧方面也有潜在疗效，但确切疗效还需要更大样本研究证实。

3.克服恐惧疗法

克服恐惧疗法（conquer fear）是一种基于常识模型（common sense model，CSM）、接纳承诺疗法（ACT）和自我调节执行功能模型（self-regulatory executive function，SREF）的一种短程个体心理治疗。目的不是完全消除对于复发的担心，而是帮助高恐惧复发转移（FCR）患者减少对这一问题的重视和关注，为未来制定目标，为他们的生活赋予目的、意义和方向。

2017年澳大利亚发表的一篇战胜恐惧疗法的多中心（纳入17个分中心）大样本（n=121）随机对照研究显示，战胜恐惧疗法在干预结束后即刻和干预结束后3个月和6个月对于减轻复发恐惧的疗效均优于对照组（注意力控制疗法）。

（三）减轻患者心理痛苦，促进生命末期准备

对晚期肿瘤患者，症状负担带来的痛苦、无意义感、依恋焦虑与依恋回避、死亡焦虑、灵性痛苦等问题是他们面临的最突出的心理痛苦。在针对晚期肿瘤患者开发的心理干预方法中意义中心疗法（meaning-centered psychotherapy）和肿瘤管理与生存意义疗法（managing cancer and living meaningful，CALM）是应用最广

泛，证据等级最高的两种心理干预方法。

1.意义中心疗法

进展期患者意义中心疗法是纽约斯隆凯特琳癌症中心的WilliamBreitbart创立的，最早是以意义中心团体（meaning-centered group psychotherapy，MCGP）形式创立的，其本质还是一种结构化的、教育性团体，治疗内容有严格的工作日程（表5）。通过让患者学习Frankl关于意义的概念，并将意义来源转化为自己应对晚期肿瘤时的一种资源，其目的是改善患者的灵性幸福和意义感，并减少焦虑和对死亡的渴求。该治疗主要适用于预后不良的进展期恶性肿瘤患者，且身体状况允许患者参加团体活动（如卡氏评分＞50）。如患者有中等强度及以上的心理痛苦（如心理痛苦温度计评分＞4），且主要为情绪问题和灵性/信仰问题，该疗法尤为适用。意义中心个体心理治疗是在团体治疗基础上发展起来的，共7周时间，每周日程和主题与团体治疗类似。

表5 意义中心团体工作日程

次数	MCGP主题	内容
以意义为中心团体心理治疗的每周活动主题		
1	意义的概念和来源	介绍小组成员;讲解意义的概念和来源;体验式练习;家庭作业
2	肿瘤和意义	认同:肿瘤诊断之前和之后;体验式练习;家庭作业
3	与历史有关的意义来源(遗产:过去)	生命是一种被赐予的遗产(过去);体验式练习;家庭作业
4	与历史有关的意义来源(遗产:现在和将来)	生命是个体生活着的(现在)和留下来的(未来)遗产;体验式练习;家庭作业
5	与态度有关的意义来源:遭遇生命的限制	挑战由肿瘤、肿瘤的恶化和死亡带来的限制;体验式练习;讲解遗产项目;家庭作业
6	与创造有关的意义来源:全面探索生命	创造力、勇气和责任;体验式练习;家庭作业
7	与体验有关的意义来源:与生命产生连结	爱、自然、艺术和幽默
8	转换:反思和对未来的希望	回顾意义的来源,反思团体活动中学到的内容;关于未来希望的体验式练习

2015年发表的一篇关于意义中心疗法的大样本随机对照研究显示，该疗法能显著改善进展期肿瘤患者的心理痛苦、生存痛苦和灵性痛苦，且干预效果显著优于支持性团体。2018年发表的一篇意义中心疗法的大样本随

机对照研究（n=321）显示，意义中心疗法个体心理治疗能有效降低进展期肿瘤患者的存在痛苦。2020年发表的一篇长期随访的随机对照研究显示，意义中心团体心理治疗能促进肿瘤生存者的创伤后成长和心理健康状况，干预两年后随访时疗效依然显著。

2.CALM疗法

肿瘤管理与生存意义（managing cancer and living meaningfully，CALM）是加拿大玛嘉烈公主癌症中心Rodin团队开创的一种新的、半结构化的、针对进展期肿瘤患者的个体心理治疗方法。该心理治疗模式包含3~6次治疗，每次持续45~60分钟，可据临床需求增加两次额外治疗。CALM涉及四个领域：①症状管理及与医务人员的沟通；②自我变化和与亲人间的关系变化；③灵性健康或寻找生存意义和目的；④进展期肿瘤照顾计划和生命末期相关话题（思考将来、希望和死亡），为治疗师提供了基本的治疗框架，便于统一治疗模式并使治疗过程易化，同时也有助于开展进一步研究工作。

表6 CALM治疗目标及内容

领域	目标	治疗师的工作	结果
症状管理及与医护人员沟通	探索症状管理的经验，支持患者与医护人员建立合作关系，积极参与治疗和疾病管理	治疗师作为患者和其他医护人员之间的中介，其工作是要让患者对自己的状况保持合理认识	改善对症状管理治疗的依从性；改善团队协作；护理协调；使治疗目标达成更明确共识
自我变化和与亲人间的关系变化	处理自我感受的损害以及因为晚期肿瘤影响而发生的社会关系、亲密关系的变化	提供夫妻或家庭治疗，探索关系的动力，帮助处理关系间平衡的破坏，为即将来临的挑战和任务做好准备	更好地理解治疗目标并取得一致性意见；促进沟通，增强凝聚力，增进相互支持
灵性健康或寻找生存意义和目的	探索患者的灵性信仰和/或面对痛苦和晚期肿瘤时生活的意义感和目的	治疗师可促进和支持患者将制造意义作为一项适应性策略去处理那些让患者感到超出个人控制范围的情况	重新评价和确认优先事件和目标；促进患者积极面对生命的终末期
进展期肿瘤照顾计划和生命末期相关话题	探索预期性恐惧和焦虑，提供一个公开讨论生命结束和死亡准备活动的机会	将患者对临终和死亡的焦虑正常化；支持对未来和计划的开放性沟通	接纳治疗的共同目标；在生活任务和死亡之间保持平衡

CALM治疗弹性较大，一般首次治疗要求必须对患者进行面对面治疗，其后的治疗过程如限于交通和其他不便因素，可通过电话、视频等方式进行。由于易操作性，不仅心理治疗师可使用，其他通过培训的社工、精神科医生、肿瘤科医护人员均可使用这种模式为进展期患者提供帮助。该治疗特别适于刚诊断为进展期恶性肿瘤的患者。2018年发表的一篇关于CALM治疗疗效的高质量大样本随机对照研究（$n=305$）显示，CALM治疗能显著改善进展期恶性肿瘤患者的抑郁情绪，帮助他们更好地应对预期挑战，未观察到CALM治疗带来任何不良反应。

（四）提升患者尊严感和死亡质量的干预方法

1.尊严疗法

尊严（dignity）是一种有价值感、被尊重的生活状态，对濒死的患者，尊严还意味着要维持躯体舒适、功能自主、生命意义、灵性慰藉、人际交往和归属关系。尊严疗法（dignitytherapy）是一种适用于晚期肿瘤患者、简单易行的个体化心理治疗干预。尊严疗法由治疗师引导，通过录音访谈形式为患者提供一个讲述人生经历、分享情感、智慧、期望和祝愿的机会，从而增强患者的尊严感和生命意义感，使其有尊严地度过人生的最后时光。访谈录音最终转换为一份文本文档，供患者分享给所爱之人，使患者的个人价值超越死亡持续存在并给予家属慰藉。

选择认知正常、意识清醒、能对访谈问题进行回答的肿瘤晚期患者。太虚弱或预计生存期小于两周的患者不推荐接受尊严疗法，但若患者有强烈参与意向，则需协调治疗计划和资源在短期（3~5天）内完成治疗。

选择安静、舒适、私密的环境。尊严疗法治疗师会邀请患者参与对话，让患者讲讲某些话题或记忆，这些内容要么患者认为重要，要么他们想要记录下来并留给尚存人世所爱的人。任何时候治疗师都不要认为患者是完全知晓病情的，必须先倾听患者是如何描述病情的。如果没先从患者那里得到有关诊断的信息，就不要认为"姑息""终末期""死亡和濒死"这些词汇是安全的，尽量避免在开始阶段就告诉患者尊严疗法是对接近生命末期患者或是对预期生存有限的重病患者的一种疗法。除了引导并进行对话的过程外，治疗师的角色还包括要让治疗互动充满尊严感，这意味着患者必须感到被接纳、受尊重。尊严疗法的基本框架由以下问题组成（表

7），遵照实施流程（图1）进行。

表7 尊严疗法的问题提纲

主题	访谈问题
重要回忆	回忆以前的经历，哪部分您记忆最深刻？您何时过得最充实？
关于自我	有哪些关于您自己的事情,您想让家人知道或记住的？
人生角色	您人生中承担过的重要角色有哪些(例如家庭、工作或社会角色)？
个人成就	您做过的重要事情有哪些？最令您感到自豪和骄傲的是什么？
特定事情	还有什么关于您自己特定的事情您想告诉您的家人和朋友吗？
期望梦想	您对您的家人和朋友有什么期望或梦想吗？
经验之谈	您有哪些人生经验想告诉别人吗？您有什么忠告想告诉您的子女、配偶、父母或其他您关心的人吗？
人生建议	您对家人有什么重要的话或教导想要传达,以便他们以后更好的生活？
其他事务	还有什么其他的话您想记录在这份文档里吗？

| 评估 | 评估患者病情、认知能力、配合程度、心理状况及需求以及对尊严疗法的了解程度和接受意愿 |

| 准备 | (1)干预团队：尊严疗法治疗师、录音转录员
(2)治疗师不受专业限制，可以为医生、护士、社会工作者、志愿者等。治疗师需接受过尊严疗法培训并掌握尊严疗法基本知识和访谈技巧，熟悉患者个人及家庭一般情况
(3)环境安静、舒适、私密，避免干扰因素
(4)工具准备：访谈提纲、白纸、笔、录音笔、纸巾 |

| 实施 | (1)选择认知正常、意识清醒、能够对访谈问题进行回答的肿瘤晚期患者
(2)向患者介绍尊严疗法及其益处、如何实施及所需时长等并提供问题提纲
(3)收集患者姓名、年龄、婚姻状况、教育和工作经历、家庭情况、疾病和治疗相关信息
(4)同患者或家属预约治疗时间和地点，并向患者确认治疗过程是否家属陪伴
(5)实施治疗
①治疗师按照访谈提纲实施尊严疗法访谈，一般需要1-2次访谈，每次持续时间不超过60分钟，如需两次访谈，间隔时间不宜超过3天
②访谈结束后将录音转录为文本，以访谈提纲的各个主题为模块初次编辑文档，形成文档初稿
③将文档初稿予以患者补充和核对，并提议患者提供与文字相匹配的照片；根据患者意见修订文档并进行图文设计和排版
④将最终版传承文档给予患者，供其与所爱之人分享 |

| 评价 | (1)评价患者的尊严相关痛苦、灵性健康和心理痛苦指标，可用患者尊严量表(PDI)、慢性病治疗功能评估-灵性量表-12(FACIT-Sp-12)、心理痛苦温度计
(2)关注患者的主观反馈，可从治疗感受和感知益处方面对患者进行访谈 |

图 1　尊严疗法技术流程图

2022年一篇关于尊严疗法疗效的Meta分析，纳入了2011—2021年发表的14项随机对照研究，其中包括5项来自中国的研究，结果显示，尊严疗法能有效改善患者的焦虑、抑郁，提高希望水平，但在改善生活质量方面未见统计学显著性，但纳入的研究大部分样本量在100以内，所以可能存在样本偏移问题。

2.生命回顾疗法

生命回顾疗法（life reviewing intervention，LRI）是协助生命终末期患者回顾整个生命历程，从比较正面的角度重新诠释他们过往的生活经历，通过重新整理、分析、评价过去的岁月，达到生命的整合，为即将到来的死亡做好准备。

生命回顾疗法尤其适用于老年肿瘤患者，因为他们的社会支持在逐渐缩减，回忆过往的生活经历对于他们来说有一种特殊的功能，可让他们从生活往事中获得成就和意义感。给老人机会分享自己生命的故事能够促进家庭内外情感的交流，帮助他们克服被遗弃和死亡的恐惧。

生命回顾疗法的实施过程如下。

（1）患者的成长史，包括患者的出生地、移居情况和文化适应经历，对父母、兄弟姐妹及其他对他们的成长有重要影响人物的叙述。

（2）患者的价值观，对社会、工作和职业身份的看法，以及他们的工作经历和他们对自己工作经历的评价。

（3）患者成人时期的生活状况，包括亲密关系，孩子和家庭生活方面的情况。

（4）民族、性别以及社会阶层对患者生活的影响。

（5）患病之后的改变，包括患病后的外貌及身体上、心态的变化，以及生活上和与亲密他人关系的变化。

（6）患者的信仰体系，包括宗教和精神生活经历或生活观。

（7）患者如何理解自己过去的经历和现在的疾病。

（8）患者曾经经历过哪些亲人或朋友的故去，他们如何面对分离的哀伤。

（9）患者认为自己还余下多少时光？还有什么事情或心愿想要去完成？

在生命回顾的过程中的常用提问如下。

（1）您曾经拥有过怎样的生活？

（2）过往的生活给您带来了什么？

（3）您对过往生活的哪些事情满意，对哪些事情失望？

（4）您这一生中最引以为自豪的是什么？

（5）在您过往的生活中，有哪些让您终生难忘的重要的生活事件？这些生活事件是如何影响您的生活的？

（6）在您过往的生活中，如何平衡消极事件与较为积极的事件？

2017年发表的一篇纳入12项随机对照研究的Meta分析显示，治疗性生命回顾对于接近生命末期的患者在改善灵性健康、心理痛苦和生活质量方面有潜在获益。

三、推荐意见

（1）只要患者存在心理痛苦并有接受心理治疗的意愿都应考虑给予心理治疗，具体疗法的选择要根据对患者癌种、分期、心理痛苦种类等具体评估确定。

（2）在肿瘤患者诊断期、治疗期和治疗结束初期应当给予支持性心理治疗和教育性心理治疗，为患者提供必要知识、心理支持和应对技能训练，可单独应用，也可作为整合性心理干预的一部分。

（3）对抑郁、失眠的肿瘤患者，认知行为治疗可作为首选心理治疗方法。

（4）对肿瘤生存者，特别是伴有躯体、心理症状的生存者推荐正念疗法。

（5）有对复发转移恐惧的恶性肿瘤患者推荐接纳承诺疗法和克服恐惧疗法。

（6）对进展期肿瘤患者，推荐意义中心疗法和CALM疗法。

（7）对终末期恶性肿瘤患者推荐尊严疗法或生命回顾疗法。

（8）叙事疗法可用于帮助患者找寻生命意义或改善亲密关系。

参考文献

1.Donovan KA，Grassi L，Deshields TL，Corbett C，Riba MB. Advancing the science of distress screening and management in cancer care. Epidemiology and psychiatric sciences. 2020；29：e85

2. Riba MB，Donovan KA，Andersen B，et al. Distress Management，Version 3.2019，NCCN Clinical Practice Guidelines in Oncology. J Natl ComprCancNetw. 2019；17（10）：1229-1249.

3.Adler NE，Page AEK，Institute of Medicine（US）Committee on Psychosocial Services to Cancer Patients/Families in a Community Setting，eds. Cancer Care for the Whole Patient：Meeting Psychosocial Health Needs. Washington（DC）：National Academies Press（US）；2008.

4. Koesel N，Tocchi C，Burke L，Yap T，Harrison A. Symptom distress：Implementation of palliative care guidelines to improve pain，fatigue，and anxiety in patients with advanced cancer. Clinical journal of oncology nursing. 2019；23（2）：149-155.

5. Xia，Z. Cancer pain management in china：Current status and practice implications based on the ACHEON survey. Journal of Pain Research. 2017；10：1943−1952.

6. Linden W，Vodermaier A，MacKenzie R，Greig D. Anxiety and depression after cancer diagnosis：prevalence rates by cancer type，gender，and age. J Affect Disord 2012；141（2－3）：343－351.

7. Li M，Green E . The Ontario psychosocial oncology framework： a quality improvement tool. Psycho−Oncology. 2013；22（5）：1177−1179.

8. 唐丽丽. 中国肿瘤心理临床实践指南（2020）. 北京：人民卫生出版社，2020.

9. ZebrackB，Kayser K，Sundstrom L，et al. Psychosocial Distress Screening Implementation in Cancer Care：An Analysis of Adherence，Responsiveness，and Acceptability. Journal of Clinical Oncology. 2015；33（10）：1165−1170.

10. Yee MK，Sereika SM，Bender CM，Brufsky AM，Connolly MC，Rosenzweig MQ. Symptom incidence，distress，cancer−related distress，and adherence to che-

motherapy among African American women with breast cancer. Cancer. 2017；123（11）：2061-2069.

11. Nugent BD，McCall MK，Connolly M，et al. Protocol for Symptom Experience，Management，Outcomes，and Adherence in Women Receiving Breast Cancer Chemotherapy. Nurs Res. 2020；69（5）：404-411.

12. Kotronoulas G，Kearney N，Maguire R，et al. What Is the Value of the Routine Use of Patient-Reported Outcome Measures Toward Improvement of Patient Outcomes，Processes of Care，and Health Service Outcomes in Cancer Care? A Systematic Review of Controlled Trials. Journal of Clinical Oncology. 2014，32（14）：1480-1501.

13. Lagendijk M，Mittendorf E，King TA，Gibbons C，Pusic A，Dominici LS. Incorporating Patient-Reported Outcome Measures into Breast Surgical Oncology：Advancing Toward Value-Based Care. Oncologist. 2020；25（5）：384-390.

14. BaschE，Deal A M，Kris M G，et al. Symptom Monitoring With Patient-Reported Outcomes During Routine

Cancer Treatment: A Randomized Controlled Trial. Journal of Clinical Oncology. 2016; 34（6）: 557-565.

15. Basch E, Deal AM, Dueck AC, Scher HI, Kris MG, Hudis C, Schrag D. Overall Survival Results of a Trial Assessing Patient-Reported Outcomes for Symptom Monitoring During Routine Cancer Treatment. JAMA. 2017; 318（2）: 197-198

16. Absolom K, Warrington L, Hudson E, et al. Phase III Randomized Controlled Trial of eRAPID: eHealth Intervention During Chemotherapy. J Clin Oncol. 2021; 39（7）: 734-747.

17. Dai W, Feng W, Zhang Y, et al. Patient-Reported Outcome - Based Symptom Management Versus Usual Care After Lung Cancer Surgery: A Multicenter Randomized Controlled Trial. J Clin Oncol. 2022; 40（9）: 988-996.

18. Patt D, Wilfong L, Hudson KE, et al. Implementation of Electronic Patient-Reported Outcomes for Symptom Monitoring in a Large Multisite Community Oncology Practice: Dancing the Texas Two-Step Through a Pan-

demic. JCO Clin Cancer Inform. 2021；5：615-621.

19. Deshields TL，Wells-Di Gregorio S，Flowers SR，et al. Addressing distress management challenges：Recommendations from the consensus panel of the American Psychosocial Oncology Society and the Association of Oncology Social Work. CA Cancer J Clin. 2021；71（5）：407-436.

20. Carlson LE，Waller A，Mitchell AJ. Screening for distress and unmet needs in patients with cancer：review and recommendations. J Clin Oncol. 2012；30（11）：1160-1177.

21. Tang LL，Zhang YN，Pang Y，Zhang HW，Song LL. Validation and reliability of distress thermometer in chinese cancer patients. Chin J Cancer Res. 2011；23（1）：54-58.

22. Sun H，Thapa S，Wang B，Fu X，Yu S. A Systematic Review and Meta-analysis of the Distress Thermometer for Screening Distress in Asian Patients with Cancer. J Clin Psychol Med Settings. 2021；28（2）：212-220.

23. Zhang L，Liu X，Tong F，et al. Lung cancer distress：

screening thermometer meta-analysis [published online ahead of print，2022 Feb 16]. BMJ Support Palliat Care. 2022；bmjspcare-2021-003290. doi：10.1136/bmjspcare-2021-003290

24. Bennett AV，Jensen RE，Basch E. Electronic patient-reported outcome systems in oncology clinical practice. CA Cancer J Clin. 2012；62（5）：337-347.

25. Madeline Li，Alyssa Macedo，Sean Crawford，DabiraBagha，Yvonne Leung，Camilla Zimmermann，Barbara Fitzgerald，Martha Wyatt，Terri Stuart-Mcewan，Gary Rodin. Easier Said Than Done：Key to Successful Implementation of the Distress Assessment and Response Tool（DART）Program. Journal of Oncology Practice.2016 12（5）：513-525.

26. Hassett MJ，Cronin C，Tsou TC，et al. eSyM：An Electronic Health Record-Integrated Patient-Reported Outcomes-Based Cancer Symptom Management Program Used by Six Diverse Health Systems. JCO Clin Cancer Inform. 2022；6：e2100137.

27. Reeve BB，Hays RD，Bjorner JB，et al. Psychometric

evaluation and calibration of health-related quality of life item banks: plans for the Patient-Reported Outcomes Measurement Information System (PROMIS). Med Care. 2007; 45 (5 Suppl 1): S22-S31.

28.Cai T, Huang Q, Wu F, Yuan C. Psychometric evaluation of the PROMIS social function short forms in Chinese patients with breast cancer. Health Qual Life Outcomes. 2021; 19 (1): 149.

29.Cai T, Wu F, Huang Q, et al. Validity and reliability of the Chinese version of the Patient-Reported Outcomes Measurement Information System adult profile-57 (PROMIS-57). Health Qual Life Outcomes. 2022; 20 (1): 95.

30.Lee JY, Jung D, Kim WH, et al. Correlates of oncologist-issued referrals for psycho-oncology services: what we learned from the electronic voluntary screening and referral system for depression (eVSRS-D). Psycho-Oncology 2016, 25: 170-178.

31.Kim WH, Bae JN, Lim J, Lee MH, Hahm BJ, Yi HG. Relationship between physicians' perceived stigma toward depression and physician referral to psycho-oncology services on an oncology / hematology ward. Psychooncology. 2018；27（3）：824-830.

32. Loth FL，Meraner V，Holzner B，Singer S，Virgolini I，Gamper EM. Following patient pathways to psychooncological treatment：Identification of treatment needs by clinical staff and electronic screening. Psychooncology. 2018；27（4）：1312-1319.

33. Molinaro J，Banerjee A，Lyndon S，et al. Reducing distress and depression in cancer patients during survivorship. Psychooncology. 2021；30（6）：962-969.

34. Schofield P，Gough K，Pascoe M，et al. A nurse- and peer-led psycho-educational intervention to support women with gynaecological cancers receiving curative radiotherapy：The PeNTAGOnrandomised controlled trial-ANZGOG 1102. Gynecol Oncol. 2020；159（3）：785-793.

35. Huang Y，Wang Y，Wang H，et al. Prevalence of mental disorders in China：a cross-sectional epidemiological study. Lancet Psychiatry，2019，6（3）：211-224.

36. Hashemi SM, Rafiemanesh H, Tayebe B et al. Prevalence of anxiety among breast cancer patients: a systematic review and meta-analysis. Breast cancer (Tokyo, Japan), 2020, 27 (2): 166-178.

37. Zamani M, Alizadeh TS. Anxiety and depression prevalence in digestive cancers: a systematic review and meta-analysis. BMJ supportive & palliative care, 2021.

38. Al Saadi LS, Chan MF, Al AM. Prevalence of Anxiety, Depression, and Post-Traumatic Stress Disorder among Children and Adolescents with Cancer: A Systematic Review and Meta-Analysis. Journal of Pediatric Hematology/Oncology Nursing, 2022, 39 (2): 114-131.

39. Lopes C, Lopes L, Fontes Fetal. Prevalence and Persistence of Anxiety and Depression over Five Years since Breast Cancer Diagnosis—The NEON-BC Prospective Study. Current Oncology, 2022, 29 (3): 2141-2153.

40. AlAlawi KS, AlAzri M, AlFahdiA, et al. Effect of Psycho-Educational Intervention to Reduce Anxiety and Depression at Postintervention and Follow-Up in Women with Breast Cancer: A Systematic Review and Meta-

Analysis. Seminars in oncology nursing, 2022: 151315–151315.

41. Yang Y, Huang Y, Dong N et al. Effect of telehealth interventions on anxiety and depression in cancer patients: A systematic review and meta-analysis of randomized controlled trials. Journal of telemedicine and telecare, 2022: 1357633X221122727–1357633X221122727.

42. Mejareh Z, Abdollahi B, Hoseinipalangi Z et al. Global, regional, and national prevalence of depression among cancer patients: A systematic review and meta-analysis. Indian Journal of Psychiatry, 2021, 63 (6): 527–535.

43. Nader S, Leeba R, Habibolah K, et al. The effect of acceptance and commitment therapy on anxiety and depression in patients with cancer: A systematic review. Current Psychology, 2021: 1–23.

44. Zhang Y, Li J, Hu X. The effectiveness of dignity therapy on hope, quality of life, anxiety, and depression in cancer patients: A meta-analysis of randomized controlled trials. International journal of nursing studies,

2022，132：104273-104273.

45.Salam A，Woodman A，Chu A et al. Effect of post-diagnosis exercise on depression symptoms，physical functioning and mortality in breast cancer survivors：A systematic review and meta-analysis of randomized control trials. Cancer Epidemiology，2022，77：102111-102111.

46.Capriglione S，Plotti F，Montera R，Luvero D，Lopez S，Scaletta G，et al. Role of paroxetine in the management of hot flashes in gynecological cancer survivors：Results of the first randomized single - center controlled trial. Gynecological Oncology 2016；143（3）：584 - 588.

47.Ostuzzi G，Matcham F，Dauchy S et al. Antidepressants for the treatment of depression in people with cancer.[J]. The Cochrane database of systematic reviews，2018，4：CD011006.

48. Inouye SK，Bogardus ST，Charpentier PA，et al. A multicomponent intervention to prevent delirium in hospitalized older patients.The New England Journal of Medi-

cine，2001，39（7）：669-676.

49.Rosa，R.G.，et al.，Effect of Flexible Family Visitation on Delirium Among Patients in the Intensive Care Unit： The ICU Visits Randomized Clinical Trial. JAMA, 2019. 322（3）：216-228.

50. Boettger，S. and W. Breitbart，Delirium in supportive and palliative care. Palliat Support Care，2021. 19（3）： 267.

51. Girard，T.D.，et al.，Haloperidol and Ziprasidone for Treatment of Delirium in Critical Illness. N Engl J Med, 2018. 379（26）：2506-2516.

52.Agar，M.R.，et al.，Efficacy of Oral Risperidone，Haloperidol，or Placebo for Symptoms of Delirium Among Patients in Palliative Care： A Randomized Clinical Trial. JAMA Intern Med，2017. 177（1）：34-42.

53.van den Boogaard，M.，et al.，Effect of Haloperidol on Survival Among Critically Ill Adults With a High Risk of Delirium： The REDUCE Randomized Clinical Trial. JAMA，2018. 319（7）：680-690.

54.Hui D，Frisbee-Hume S，Wilson A，et al. Effect of Lorazepam With Haloperidol vs Haloperidol Alone on Agitated Delirium in Patients With Advanced Cancer Receiving Palliative Care: A Randomized Clinical Trial. JAMA 2017; 318 (11): 1047-1056.

55. Du L, Shi HY, Yu HR, et al. Incidence of suicide death in patients with cancer: A systematic review and meta-analysis. J Affect Disord. 2020; 276: 711-719.

56. Mann JJ, Michel CA, Auerbach RP. Improving Suicide Prevention Through Evidence-Based Strategies: A Systematic Review. Am J Psychiatry. 2021; 178 (7): 611-624.

57. Nunziante F, Tanzi S, Alquati S, et al. Providing dignity therapy to patients with advanced cancer: a feasibility study within the setting of a hospital palliative care unit. BMC Palliat Care. 2021; 20 (1): 129.

58. Fraguell-Hernando C, Limonero JT, Gil F. Psychological intervention in patients with advanced cancer at home through Individual Meaning-Centered Psychotherapy-Palliative Care: a pilot study. Support Care Cancer. 2020; 28 (10): 4803-4811.

59.Mehnert A，Koranyi S，Philipp R，et al. Efficacy of the Managing Cancer and Living Meaningfully （CALM） individual psychotherapy for patients with advanced cancer：A single-blind randomized controlled trial. Psychooncology. 2020；29（11）：1895-1904.

60.J. Savard and C. M. Morin. Insomnia in the context of cancer：a review of a neglected problem. Journal of clinical oncology，2021. 19，（3）.895-908.

61.唐丽丽，詹淑琴，于恩彦，等.成人癌症患者失眠诊疗专家建议.中国心理卫生杂志，2021，35（06）：441-448.

62.Johnson JA，Rash JA，Campbell TS，et al. A systematic review and meta-analysis of randomized controlled trials of cognitive behavior therapy for insomnia （CBT-I） in cancer survivors[J]. Sleep Medicine Reviews，2016，27：20-28.

63.Baglioni C，Altena E，Bjorvatn B，et al. The European Academy for Cognitive Behavioural Therapy for Insomnia：An initiative of the European Insomnia Network to promote implementation and dissemination of treatment.

Journal of Sleep Research，2019，29（1）：e12967.

64. 张鹏，李雁鹏，吴惠涓，赵忠新.中国成人失眠诊断与治疗指南（2017版）.中华神经科杂志，2018，51（05）：324–335.

65. Williams AC，Craig KD. Updating the definition of pain [J].Pain，2016，157（11）：2420–2423.

66. Gallagher RM. Pain Psychology："Psychosomatic Medicine，Behavioral Medicine，Just Plain Medicine".Pain Medicine，2016，17（2）：207–208.

67. Syrjala KL，Jensen MP，Mendoza ME，et al. Psychological and Behavioral Approaches to Cancer Pain Management[J]. Journal of Clinical Oncology，2014，32（16）：1703–1711.

68. Hui，D. and E. Bruera，A personalized approach to assessing and managing pain in patients with cancer. J Clin Oncol，2014. 32（16）：1640–1646.

69. Danon，N.，et al.，Are mind–body therapies effective for relieving cancer–related pain in adults? A systematic review and meta–analysis. Psychooncology，2022. 31（3）：345–371.

70. National Comprehensive Cancer Network. NCCN clinical practice guidelines in oncology cancer-related fatigue（version1， 2021）[DB / OL]. （2020-12-01）[2020-12-30].

71. Savina S，Zaydiner B. Cancer-related fatigue：some clinical aspects. Asia Pac J Oncol Nurs，2019，6（1）：7-9.

72. 中国抗癌协会癌症康复与姑息治疗专业委员会，中国临床肿瘤学会肿瘤支持与康复治疗专家委员会.癌症相关性疲乏诊断与治疗中国专家共识.中华医学杂志，2022，102（03）：180-189.

73. 张剑军，钱建新.中国癌症相关性疲乏临床实践诊疗指南（2021年版）.中国癌症杂志，2021，31（09）：852-872.

74. Bower JE，Bak K，Berger A，et al. Screening, assessment, and management of fatigue in adult survivors of cancer：an American society of clinical oncology clinical practice guideline adaptation. J Clin Oncol，2014，32（17）：1840-1850.

75. Jang A，Brown C，Lamoury G，et al. The Effects of

Acupuncture on Cancer-Related Fatigue: Updated systematic Review and Meta-Analysis. Integrative Cancer Therapies, 2020, 19: 1534735420949679.

76. 庞英, 唐丽丽. 癌症患者化疗相关的预期性恶心呕吐. 中国心理卫生杂志, 2017, 31 (7): 505-510.

77. Hunter JJ, Maunder RG, Sui D, et al. A randomized trial of nurse - administered behavioral interventions to manage anticipatory nausea and vomiting in chemotherapy. Cancer Med. 2020 Mar; 9 (5): 1733-1740.

78. Fearon K, Strasser F, Anker SD, et al. Definition and classification of cancer cachexia: an international consensus. Lancet Oncology, 2011, 12 (5): 489- 495.

79. Lim YL, Teoh SE, Yaow CYL, et al. A Systematic Review and Meta-Analysis of the Clinical Use of Megestrol Acetate for Cancer-Related Anorexia / Cachexia. J Clin Med. 2022; 11 (13): 3756.

80. National Comprehensive Cancer Network. (2022). NCCN Clinical Practice Guidelines in Oncology Palliative Care. (2022-03-08) [2022-09-22]. https: //www. nccn.org/professionals/physician_gls/pdf/palliative.pdf

81. Roeland EJ, Bohlke K, Baracos VE, et al. Management of Cancer Cachexia: ASCO Guideline. J Clin Oncol. 2020; 38 (21): 2438-2453.

82. Riechelmann RP, Burman D, Tannock IF, et al. Phase II trial of mirtazapine for cancer-related cachexia and anorexia. Am J HospPalliat Care, 2010, 27: 106-110.

83. Hunter CN, Abdel-Aal HH, Elsherief WA, Farag DE, Riad NM, Alsirafy SA. Mirtazapine in Cancer-Associated Anorexia and Cachexia: A Double-Blind Placebo-Controlled Randomized Trial. J Pain Symptom Manage. 2021; 62 (6): 1207-1215.

84. Navari RM, Brenner MC. Treatment of cancer-related anorexia with olanzapine and megestrol acetate: a randomized trial. Supportive Care in Cancer, 2010, 18 (8): 951-956.

85. Okamoto H, Shono K, Nozaki-Taguchi N. Low-dose of olanzapine has ameliorating effects on cancer-related anorexia. Cancer Manag Res. 2019; 11: 2233-2239.

86. Blackwood HA, Hall CC, Balstad TR, et al. A systematic review examining nutrition support interventions in

patients with incurable cancer. Support Care Cancer. 2020; 28 (4): 1877-1889.

87. Muscaritoli M, Arends J, Bachmann P, et al. ESPEN practical guideline: Clinical Nutrition in cancer. Clin Nutr. 2021; 40 (5): 2898-2913.

88. Mavropalias G, Sim M, Taaffe DR, et al. Exercise medicine for cancer cachexia: targeted exercise to counteract mechanisms and treatment side effects. J Cancer Res Clin Oncol. 2022; 148 (6): 1389-1406.

89. Oberholzer R, Hopkinson JB, Baumann K, et al. Psychosocial Effects of Cancer Cachexia: A Systematic Literature Search and Qualitative Analysis. J Pain Symptom Manage, 2013, 46 (1): 77-95.

90. Reid J. Psychosocial, educational and communicative interventions for patients with cachexia and their family carers. CurrOpin Support Palliat Care, 2014, 8 (4): 334-338.

91. Molassiotis A, Brown T, Cheng HL, et al. The effects of a family-centered psychosocial-based nutrition intervention in patients with advanced cancer: the PiCNIC2

pilot randomised controlled trial. Nutr J. 2021；20（1）：2. chemotherapy. Cancer medicine （Malden， MA）. 2020；9：1733-1740.

92. Lu Z， Fang Y， Liu C， et al. Early Interdisciplinary Supportive Care in Patients with Previously Untreated Metastatic Esophagogastric Cancer： A Phase III Randomized Controlled Trial. Journal of clinical oncology. 2021；39：748-756.

93. Kalter J， Verdonck-de Leeuw IM， Sweegers MG， et al. Effects and moderators of psychosocial interventions on quality of life， and emotional and social function in patients with cancer： An individual patient data meta-analysis of 22 RCTs. Psycho-Oncology （Chichester， England）， 2018， 27（4）， 1150-1161.

94. Golita S， Baban A. A systematic review of the effects of internet-based psychological interventions on emotional distress and quality of life in adult cancer patients. Journal of Evidence-Based Psychotherapies， 2019， 19（2）， 47-78.

95. Yang W， Geng G， Hua J， Cui M， Geng Z. Informa-

tional support for depression and quality of life improve-ments in older patients with cancer：a systematic review and meta－analysis. Supportive care in cancer. 2021；2022；30：1065-1077.

96. Setyowibowo H，Yudiana W，Hunfeld J，et al. Psycho-education for breast cancer：A systematic review and meta-analysis. The Breast 2022，62：36-51.

97. Bártolo A，Pacheco E，Rodrigues F，et al. Effective-ness of psycho-educational interventions with telecom-munication technologies on emotional distress and quali-ty of life of adult cancer patients：A systematic review. Disability and Rehabilitation，2019，41（8），870-878.

98. Blumenstein KG，Brose A，Kemp C，et al. Effective-ness of cognitive behavioral therapy in improving func-tional health in cancer survivors：A systematic review and meta-analysis. Critical Reviews in oncology/hematol-ogy，2022，175，103709-103709.

99. Squires LR，Rash JA，Fawcett J，et al. Systematic re-view and meta-analysis of cognitive-behavioural therapy

for insomnia on subjective and actigraphy-measured sleep and comorbid symptoms in cancer survivors. Sleep Medicine Reviews, 2022, 63, 101615-101615.

100.Fallah K, Ghodsi M. The effectiveness of narrative therapy on sexual function and coupleBurnout. Portuguese Journal of Behavioral and Social Research 2022, 8 (1): 1 - 13.

101.Sun L, Liu X, Weng X, et al. Narrative therapy to relieve stigma in oral cancer patients: A randomized controlled trial. Int J NursPract. 2022; 28: e12926.

102.Carlson LE., Tamagawa R, Stephen J, et al. Randomized-controlled trial of mindfulness -based cancer recovery versus supportive expressive group therapy among distressed breast cancer survivors (MINDSET): Long-term follow-up results.Psycho-Oncology (Chichester, England), 2016, 25 (7), 750-759.

103.Oberoi S, Yang J, Woodgate R, et al. Association of Mindfulness-Based Interventions With Anxiety Severity in Adults With Cancer: A Systematic Review and Meta-analysis. JAMA Network Open. 2020; 3 (8):

e2012598.

104.Johns S, Tarver W, Secinti E. Effects of mindfulness-based interventions on fatigue in cancer survivors: A systematic review and meta-analysis of randomized controlled trials. Critical Reviews in Oncology / Hematology 2021, 160, 103290.

105.Bai Z, Luo S, Zhang L, et al. Acceptance and Commitment Therapy (ACT) to reduce depression: A systematic review and meta-analysis. Journal of Affective Disorders, 2020, 260: 728-737.

106.Johns SA., Stutz, PV, Talib, TL, et al. Acceptance and commitment therapy for breast cancer survivors with fear of cancer recurrence: A 3-arm pilot randomized controlled trial. Cancer, 2020; 2019, 126 (1), 211-218.

107.Butow P N, Turner J, Gilchrist J, et al. Randomized Trial of ConquerFear: A Novel, Theoretically Based Psychosocial Intervention for Fear of Cancer Recurrence [J]. Journal of Clinical Oncology, 2017, 35 (36): 4066-4077.

108.Breitbart W, Rosenfeld B, Pessin H, et al. Meaning-centered group psychotherapy: an effective intervention for improving psychological well-being in patients with advanced cancer. J Clin Oncol. 2015. 33（7）: 749-54.

109.Breitbart W, Pessin H, Rosenfeld B, et al. Individual meaning-centered psychotherapy for the treatment of psychological and existential distress: A randomized controlled trial in patients with advanced cancer. Cancer, 2018, 124（15）: 3231-3239.

110.Holtmaat K, van der Spek N, Lissenberg-Witte B, et al. Long-term efficacy of meaning-centered group psychotherapy for cancer survivors: 2-Year follow-up resultsof a randomized controlled trial. Psycho-Oncology. 2020; 29: 711‐718.

111.Rodin G, Lo C, Rydall A, et al. Managing Cancer and Living Meaningfully（CALM）: A Randomized Controlled Trial of a Psychological Intervention for Patients With Advanced Cancer[J]. Journal of Clinical Oncology, 2018, 36（23）: 2422-2432.

112.Zhang Y, Li J, Hu X. The effectiveness of dignity therapy on hope, quality of life, anxiety, and depression in cancer patients: A meta-analysis of randomized controlled trials. International journal of nursing studies. 2022; 132: 104273-104273.

113. Zheng R, Guo Q, Chen Z, et al. Dignity therapy, psycho-spiritual well-being and quality of life in the terminally ill: systematic review and meta-analysis. BMJ Supportive & Palliative Care 2021; 2021-3180.

114.Wang CW, Chow AY, Chan CL. The effects of life review interventions on spiritual well-being, psychological distress, and quality of life in patients with terminal or advanced cancer: A systematic review and meta-analysis of randomized controlled trials. Palliat Med. 2017; 31 (10): 883-894.